SIGNIFICATION CLINIQUE

DU

MÉNINGISME

DANS LA GRIPPE

PAR

le Dr Gabriel AUGUIN

MÉDECIN STAGIAIRE AU VAL-DE-GRACE

———— ❊ ————

NANCY

IMPRIMERIE NANCÉIENNE, 15, RUE DE LA PÉPINIÈRE

—

1895

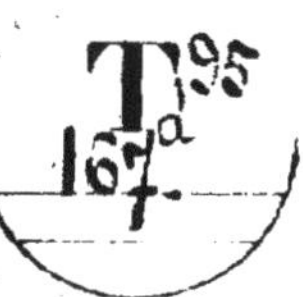

SIGNIFICATION CLINIQUE

DU

MÉNINGISME

DANS LA GRIPPE

SIGNIFICATION CLINIQUE

DU

MÉNINGISME

DANS LA GRIPPE

PAR

le Dr Gabriel AUGUIN

MÉDECIN STAGIAIRE AU VAL-DE-GRACE

———·✳·———

NANCY

IMPRIMERIE NANCÉIENNE, 15, RUE DE LA PÉPINIÈRE

1895

AVANT-PROPOS

L'épidémie de cet hiver a peuplé les hôpitaux de
Lyon de malades atteints par la grippe ; nous avons
eu l'occasion d'en observer un grand nombre dans le
service de clinique médicale de M. le professeur Bondet, suppléé pendant le semestre d'été par M. le professeur agrégé Roque. Dans leurs leçons pratiques,
nos maîtres n'ont point négligé de mettre en relief
l'élément nerveux de la grippe. A côté des cas ordinaires où cet élément se trouvait plus ou moins dissi-
mulé derrière les symptômes viscéraux, nous en avons
vu d'autres, quasi schématiques, où il apparaissait
dans toute sa pureté, dégagé des complications
étrangères. Un de ces cas, inopinément terminé par
la mort et savamment interprété par M. le professeur
agrégé Roque dans une de ses plus intéressantes cliniques, vint démontrer la nature toxique de l'infection grippale. L'observation de ce malade nous a paru
être l'expression la plus claire de la nature intime de
l'épidémie, synthétisant en quelque sorte la multiplicité des formes qu'elle avait revêtues : c'est pourquoi
nous l'avons prise comme point de départ de cette
thèse. Notre travail n'a d'autre but que d'établir une
classification pratique des observations déjà publiées

de « méningites » ou de « pseudo-méningites », d'origine grippale.

Qu'il nous soit permis de remercier tous ceux qui jusqu'ici, nous ont témoigné quelque intérêt.

Tout d'abord, M. le professeur Bondet qui a daigné accepter la présidence de cette thèse et nous a toujours accueilli, durant notre séjour à Lyon, avec la plus grande bienveillance.

M. le professeur Testut qui, pendant deux ans, a bien voulu nous ouvrir son laboratoire et nous éclairer de ses conseils indulgents.

M. le professeur agrégé Roque, dont nous nous sommes plu à être l'élève assidu ; il a été l'inspirateur de cette thèse ; nous lui devons plusieurs observations, celle, en particulier, qui en constitue la base principale. Nous le prions d'agréer l'expression de notre vive gratitude pour les enseignements que nous avons reçus de lui et pour l'appui dont il nous a honoré.

Nous n'aurions garde d'oublier M. le professeur Linossier qui, cet hiver, a gracieusement apporté à notre instruction technique le concours le plus précieux.

Nous garderons le souvenir reconnaissant des efforts faits pour notre éducation médicale, soit à la Faculté de Nancy, soit à la Faculté de Lyon.

Nous nous souviendrons également de l'instruction qui nous a été donnée à l'hôpital militaire Desgenettes; nous nous rappellerons en particulier les mois passés dans le service de M. le médecin-major Sieur qui n'a cessé de nous témoigner la plus grande bienveillance.

Nous tenons à remercier spécialement MM. les professeurs agrégés Netter (de Paris), et Etienne (de Nancy), dont les conseils éclairés et les indications nous ont été des plus utiles pour cette thèse. MM. les médecins-majors de 2e classe Trouillet et Esprit nous ont communiqué trois observations inédites de « méningite grippale » ; qu'ils veulent bien agréer ici l'expression de notre sincère gratitude.

Nous dédions tout spécialement cette thèse à ceux qui pendant ces trois années se sont intéressés à nous.

A M. le médecin-major Ecot, surveillant à l'École du service de santé militaire, qui nous a soutenu de ses conseils amicaux, et chez lequel nous avons toujours trouvé l'accueil le plus cordial et le plus réconfortant.

A M. le médecin major Janot, surveillant à l'Ecole du service de santé militaire, qui s'est intéressé à notre travail.

A notre très cher ami le docteur L. Richon, dont le cœur et l'intelligence nous ont fait connaître le prix d'une rare et solide amitié.

A tous nos amis de Lyon qui nous ont si souvent offert le bénéfice de leur gracieuse hospitalité.

A ceux de nos camarades dont le cercle s'est resserré autour de nous, et dont la gaîté nous a procuré quelques moments heureux pendant ces trois longues années d'école. Nous nous souviendrons tout particulièrement des heures passées en commun avec les Drs Gorse et Gorisse, avec le Dr Conor, qui, jusqu'au bout, a fait preuve à notre égard de la plus obligeante amitié.

HISTORIQUE

Il convient, à propos du *méningisme*, de faire l'histoire du mot et l'histoire de la chose.

I

Faire l'histoire du mot, c'est à peu près le définir, car il s'agit d'un néologisme créé en 1893 par M. E. Dupré, au cours de son *Introduction générale aux maladies* des méninges publiée dans le *Manuel de médecine* de MM. Debove et Achard (1).

Depuis longtemps, on avait été frappé, à l'occasion des méningites, de l'indépendance relative des symptômes et des lésions : on observait tantôt des symptômes intenses sans lésions, tantôt des lésions considérables n'ayant éveillé pendant la vie aucun symptôme méningitique.

Il en était dans ce domaine de la pathologie nerveuse comme dans la pathologie du péritoine où Bernutz et Gubler avaient déjà appelé l'attention sur l'existence des péritonites latentes et des pseudo-péritonites (Bernutz). En présence de ces faits, Gubler avait senti la nécessité de doter le vocabulaire nosologique d'un terme qui s'appliquât exactement aux réalités cliniques ; il créa le mot de *péritonisme* (2) :

(1) Paru en septembre 1893.

(2) Gubler. *Du péritonisme et de son traitement rationnel.* (*Journal de thérapeutique*, 1876-77.)

« Je réunis depuis longtemps déjà, sous le nom de *péritonisme*, l'ensemble des phénomènes graves et souvent mortels qui viennent compliquer la péritonite, ou plutôt les lésions quelconques des organes tapissés par le péritoine ». Pour Gubler, « les accidents du péritonisme sont de véritables épiphénomènes greffés sur les symptômes nécessaires de la lésion anatomique », et c'est ce qui explique qu'on puisse le voir coïncider avec des lésions différentes de celles de la péritonite ou même avec une intégrité absolue des organes abdominaux.

La pathologie générale des méninges et celle du péritoine étaient donc calquées l'une sur l'autre, et, très naturellement, M. Dupré, désireux de faire exprimer aux mots la réalité des choses, forma sur le modèle trouvé par Gubler le terme heureux de *méningisme* qui devait désormais s'appliquer exclusivement au syndrome, réservant à la lésion seule l'ancienne dénomination de *méningite*. Nous ne pouvons mieux faire d'ailleurs, à ce propos, que de citer l'auteur (1). « C'est une loi de la pathologie des méninges que la symptomatologie en est presque toute d'emprunt et d'origine cérébrale. Le terme *méningisme* s'applique ainsi à un ensemble de symptômes de nature cérébrale, associés entre eux et provoqués par un état de souffrance de l'organe méningo-cortical. Cet état de souffrance est lui même sous la dépendance : soit d'une lésion directe, habituellement inflamma-

---

(1) Dupré. *Introduction générale aux maladies des méninges,* in *Manuel de médecine de Debove-Achard,* t. III, p. 110.

toire et profonde (méningites) ; soit d'une modification
légère et transitoire, telle qu'un trouble circulatoire
momentané (anémie, congestion, œdème) ; soit d'une
imprégnation toxique passagère (phénomènes méningés des infections et des intoxications), soit d'un désordre fonctionnel, d'origine réflexe ou autre dont la
raison anatomique échappe à l'examen des organes
(pseudoméningite de l'hystérie; de l'helminthiase,
etc...).

Seule, l'évolution morbide peut éclairer sur la cause
réelle des symptômes observés, sur l'existence ou sur
l'absence, toutes deux possibles, d'une lésion inac-
cessible à l'examen physique. On peut, en effet, observer dans l'hystérie, par exemple, le méningisme
sans méningite, et, dans certains faits (plus haut cités)
de la pathologie des méninges chez les alcooliques et
les vieillards, la méningite sans méningisme. Dans le
premier cas, on peut croire à une lésion qui n'existe
pas ; dans le second, on peut méconnaître une lésion
qui n'a pas provoqué de symptômes. Et, comme le pronostic dépend absolument du diagnostic, on ne sau-
rait, en face de chaque cas particulier, être trop réservé
dans sa critique et trop prudent dans ses conclusions...
Le syndrome, dont le méningisme consacre la relation ordinaire, mais non nécessaire, avec une lésion
des méninges, est constitué par l'association des
grands symptômes plus haut énumérés (signes d'excitation généralisée et localisée, puis de dépression de
l'écorce cérébrale auxquels il convient d'ajouter la
céphalalgie, les vomissements et la constipation,
triade dont la valeur séméiologique spécifie encore

plus étroitement l'origine des signes précédents, et enfin la fièvre, élément précieux, qui indique, à de bien rares exceptions près, l'intervention, dans le processus morbide, de l'élément infectieux, c'est-à-dire l'existence probable de lésions organiques.

Il résulte de ces considérations que le diagnostic en matières d'affections méningées est souvent difficile et, que dans certains cas, l'étude attentive de l'évolution morbide est indispensable à la solution du problème. Outre les cas de fausses méningites, de méningisme sans méningite; outre le cas de méningites latentes, le médecin peut hésiter dans son diagnostic entre l'hypothèse d'une méningite et celle d'une autre affection cérébrale. »

Cette citation, un peu longue, mais qu'il importait de reproduire entièrement pour dissiper tout équivoque, signifie que le méningisme de M. Dupré n'est, comme le péritonisme de Gubler, qu'un syndrome ; c'est le syndrome méningitique, considéré d'une façon tout à fait générale, et pouvant ou non correspondre à des lésions de l'organe méningo-cortical.

Le néologisme de M. Dupré a été accueilli avec la plus grande faveur au congrès de médecine de Lyon (octobre 1894) où il a reçu une consécration officielle. Mais, si l'on consulte le texte de la communication, faite à cette occasion par M. Dupré (1), on s'étonne d'y voir le terme de méningisme pris dans une acception un peu différente de celle qu'il avait à l'origine, lorsqu'il faisait en quelque sorte pendant au périto-

____

(1) Compte rendu du congrès de médecine de Lyon, 1894.

nisme : il devient le synonyme de pseudo-méningite.

« Je propose, dit M. Dupré, de désigner l'ensemble des symptômes éveillés par la souffrance des zones méningo-corticales et indépendantes de toute altération anatomique saisissable, par le terme de *méningisme* ». Et s'il pouvait y avoir ambiguïté sur le mot « indépendantes », la pensée de l'auteur se trouverait précisée dans les lignes suivantes : « La littérature médicale compte, classées sous l'étiquette de pseudo-méningites, de nombreuses observations de méningisme ». M. Dupré parle également « d'accidents méningés qui apparaissent au cours de fièvres graves (variole, scarlatine, impaludisme, arthro-rhumatisme aigu) qui semblent provoqués par une fluxion méningo-corticale active, d'ordre infectieux, et qui constituent par la nature de leur substratum anatomique, *des états de transition entre le méningisme et la méningite.* Cette acception du néologisme se dégageait si clairement de la communication de M. Dupré que M. le professeur Potain la commentait et l'approuvait en ces termes : « Comme M. Dupré, je pense que le terme de méningisme doit trouver désormais place dans la terminologie médicale et *remplacer celui de pseudo-méningite* ; car en pathologie, il n'y a pas de fausses maladies, il n'y a que de fausses dénominations ».

Le méningisme, dans sa nouvelle acception, n'isolait plus la lésion du symptôme, mais les méningites à lésions, des méningites sans lésions appréciables. La nécessité du néologisme ne découlait plus à la fois de l'existence des méningites latentes et des pseudo-méningites, mais seulement de l'existence de ces dernières. Ce n'était plus véritablement le pendant du péritonisme de Gubler ; enfin, grave inconvénient, le même mot de *méningisme* servait à désigner deux choses : le syndrome méningitique dans toute sa généralité et le syndrome méningitique dans le cas particulier où le substratum anatomique faisait défaut. Le néologisme, ambigu dès sa naissance, exprimait à la fois le tout et la partie.

Devant étudier le syndrome méningitique dans la grippe. il nous a fallu opter entre l'une ou l'autre de ces deux significations, et nous avons préféré revenir au sens originel, celui-là seul qui donnait au terme de méningisme sa raison d'être la plus légitime et. par suite, lui conférait la plus grande utilité : pour nous, il reste le synonyme de syndrome méningitique. Lorsque ce syndrome coïncidera avec des lésions appréciables, nous dirons qu'il est *anatomique;* lorsque ces lésions feront défaut, lorsqu'en un mot il y aura, suivant l'ancienne terminologie, « pseudo-méningite ». nous dirons qu'il est *fonctionnel.*

II

L'histoire du syndrome méningitique serait aussi ancienne que celle de la grippe elle-même, si l'on s'accordait, avec M. Phocas (d'Athènes), Rheinhold et Métaxas, à reconnaître la grippe dans la toux épidémique de Périnthe rapportée par Hippocrate dans son *Traité des épidémies*(1), car on lit au § 9 du livre VII :

---

(1) Littré. *OEuvres complètes d'Hippocrate. Epidémies. Livre VI. Livres II, IV, VII.*

« Charès, en hiver, ayant été atteint d'une toux épidémique, il s'y joignit de la fièvre qui devint aiguë ; il rejetait ses couvertures : coma pénible, urine rouge, comme de la levure d'ers ; sédiment dès le début abondant, blanc et ensuite même un peu rouge. Le septième jour, un suppositoire amena un peu de matières ; le coma persista sans souffrance ; moiteur au front ; sommeil dans la nuit ; chaleur plus modérée. Le huitième, il prit une décoction d'orge filtrée ; le coma persista jusqu'au onzième. Ce fut ce jour-là que la chaleur baissa particulièrement, mais il restait de la toux...» Il y a là, nous semble-t-il, une observation de méningisme incomplet et fugace, tel que nous aurons l'occasion d'en citer un certain nombre de cas parmi les observations modernes. Nous y trouvons la fièvre aiguë, l'agitation, puis le coma, la constipation opiniâtre. Mais il manque à ce tableau clinique les vomissements cérébraux et les contractures. D'autre part, l'épidémie de Périnthe ressemblerait de tout point à notre grippe actuelle, si, dans la description d'Hippocrate, les nyctalopies, qu'on a d'ailleurs observées plusieurs fois dans la grippe (1), ne tenaient une place si considérable, à côté des paralysies de la convalescence, dans l'ensemble des complications de cette épidémie. C'est pourquoi nous n'osons être affirmatif au sujet du document que nous venons de citer et le présenter comme une observation hippocratique de méningisme dans la grippe. Mais nous avons cru intéressant de le mentionner, pour le cas où des re-

____

(1) Metaxas et Hauser (*Epid. de 1892*).

cherches ultérieures pourraient en mieux préciser la
valeur.

III

Au moyen âge, nous n'avons point rencontré non
plus, dans les relations fort courtes en général qui
ont été données des épidémies de grippe, de renseignements précis, ou du moins complets, sur les phénomènes qui nous intéressent. Si l'on constata bien dès
l'origine le caractère nerveux de la grippe et de ses complications, si le « Registre du Parlement de Paris » et
le « Journal d'un bourgeois de Paris » sous le règne de
CharlesVI et de Charles VII, fort intéressants à consul-
ter sur les principales épidémies du XVe siècle (1), insis-
tent souvent sur un certain nombre de symptômes
généraux d'origine encéphalo-rachidienne, il n'est
guère possible d'y retrouver la description d'un véritable méningisme, même incomplet.

IV

A partir de la Renaissance, nous rencontrons des
indices plus précis. Au XVIe siècle, la grande pandémie grippale de 1510 reçut des savants le nom de
« céphalalgie catarrhale » (1) et du peuple celui de « coqueluche ». On sait qu'à cette époque la coqueluche ou
coqueluchon était un vêtement qui servait à protéger
la tête. Le mal prenait la tête comme une coqueluche ;
de là, disent les uns, lui vint ce nom qui lui fut

---

(1) *Tac* ou *Horion* de 1414. — *Dando* ou *Ladendo* de 1427.

donné ; pour d'autres, cela vint plutôt de ce que, durant l'épidémie, on eut grand profit à se servir de la coqueluche pour protéger la tête, d'où procédait tout le mal. Quoi qu'il en soit, le terme populaire, comme le terme savant, exprimait nettement la prédominance évidente des symptômes d'origine encéphalique en ce temps d'épidémie (1). Mézeray (2), d'ailleurs, parle à ce propos de fièvre frénétique, et Sauvages (3), qui nomme la grippe *cephalilis epidemica*, rapporte que souvent, vers le 7e ou le 11e jour, survenaient le délire, le soubresaut des tendons, la leipopsychie.

L'épidémie de 1557 se signala également par des phénomènes cérébraux, car Ozanam, écrivant l'histoire des épidémies d'encéphalite ou de fièvre cérébrale (4), rapporte qu'en 1557, celle-ci se combina avec l'épidémie catarrhale et fut mortelle pour les enfants.

---

(1) Au terme de « coqueluche » s'attache un autre intérêt historique, que nous nous contenterons d'indiquer. Ce terme a servi jusqu'en 1673 environ · à désigner deux maladies épidémiques différentes, la grippe et la coqueluche vraie. Comme nous le verrons, ce n'est point Willis qui, en 1673, les aurait pour la première fois distinguées l'une de l'autre, mais bien Baillou, le « médecin des bourgeois de Paris » qui, en 1578, eut l'occasion de les observer consécutivement, l'une au début, l'autre au milieu de l'année. Frappé de la singularité des symptômes qui caractérisèrent celle-ci, et de sa prédilection pour les enfants, il s'étonnait et disait : « Qu'est-ce que cela ? » Le temps qui s'est écoulé jusqu'à ce que cette distinction se fût popularisée dans le monde médical d'abord, dans le public ensuite, s'explique fort bien par ce fait que, dans la grippe, comme dans la coqueluche, l'élément catarrhal est doublé en quelque sorte d'un élément nerveux, s'exprimant en particulier par le caractère de la toux, spasmodique dans l'une et dans l'autre.

(2) Mézeray. *Abrégé chronologique de l'Histoire de France.*

(3) Sauvages. *Nosologie.*

(4) Ozanam. *Histoire générale et particulière des maladies épidémiques,* t. II.

Nous possédons dans le livre des *Épidémies et éphémérides de Baillou* (1) des documents très précis sur les épidémies partielles qui précédèrent la pandémie grippale de 1580 et lui préparèrent en quelque sorte le terrain, de 1570 à 1579. En 1573, Baillou observa deux épidémies, l'une au début, l'autre à la fin de l'année. Toutes deux se signalèrent par des phénomènes nerveux parfois très intenses ; c'est ainsi qu'à propos de la dernière, il nous parle de « rigidité du cou comme tétanique ; les bras étaient frappés de torpeur, d'élancements avec faiblesse torpide. Un grand nombre périrent apoplectiques. » A cause d'une éclipse de lune qui parut à cette époque, il ajoute que « des convulsions, du délire et des perturbations intervenant dans les maladies, sans raison et tout à coup, témoignaient des effets de cette nuit terrible. »

En 1574, Baillou attribue les phénomènes nerveux observés durant une épidémie automnale de grippe à une « décharge du cerveau sur les parties placées au-dessous de lui » et signale même « quelques cas d'apoplexie ».

En 1575, il y eut une épidémie caractérisée bien nettement par des phénomènes méningitiques, mais ce n'est pas une épidémie grippale, bien qu'on ait songé quelquefois à la considérer comme telle.

En 1576, la grippe prit souvent la forme nerveuse. Il y eut des paralysies fort nombreuses, sur lesquelles nous n'aurions point insisté ici, si Baillou ne donnait au cerveau un rôle prépondérant dans leur mécanisme

____

(1) Baillou. *Épidémies et éphémérides.* (Édit. Yvaren, Montpellier.)

pathogénique. « Si la tête est affectée ou opprimée, il s'en suivra une foule de maladies, surtout une foule de paralysies, d'hémiplégies, de flux, de flux de flegmes. La tête est affectée par suite de l'influence du ciel. Aussi, la plupart sortent de chez eux sains et secs qui, respirant une atmosphère brumeuse, ou frappés par un vent trop froid, toussent tout à coup, et ont la voix rauque et éteinte. La tête est opprimée par suite de la suppression de ses sécrétions habituelles. Or, il est des personnes dont la tête excrète plus que d'autres. Ceux-là, surtout, subissent l'action des orages et des changements de temps qui ont les organes plus délicats et les esprit plus subtils. Or, durant tout l'hiver et au commencement du printemps il y eut une quantité innombrable de paralysies... » On observa encore un grand nombre de maux, notamment, comme dans l'épidémie de Périnthe rapportée par Hippocrate, un grand nombre de maladies oculaires; en un mot, dit Baillou, « la cohorte entière des maux dont le cerveau est le point de départ ordinaire ». Il ne fait qu'adopter sur ce point l'opinion de Fernel, qu'il reproduit dans les termes suivants : « Le cerveau, s'il est trop chaud, se liquéfie et fond ; s'il est trop faible et délicat, laisse toujours échapper et distiller quelque chose ou s'accumuler en lui les humeurs excrémentielles : car le ton et l'harmonie du cerveau sont rompus. C'est ce que les Français désignent par ces mots : le *cerveau est débandé.* » Nous aurions souligné cette dernière expression, si Baillou ne l'eût déjà fait dans son livre : elle exprime en une formule exacte et concise l'asthénie qui gagne les centres nerveux au cours de la grippe et détermine un bon nombre de ses symptômes.

En 1578, Baillou observa successivement, sous le même nom de coqueluche, la grippe et la coqueluche proprement dite. Nous avons déjà insisté sur ce point. A propos de la première, il signale chez quelques-uns « les douleurs du cou et de derrière la tête : il rapporte l'histoire d'une malade atteinte de pleurésie, qui, après que le point de côté eut cessé en partie, fut prise de crachats bilieux et succomba dans le délire ».

La pandémie de 1580 ne nous est rapportée que très brièvement par Baillou. Mais nous savons par Rivière (1) qu'à Nîmes plusieurs malades moururent frénétiques ; par Sennert (2) et Henish (3) qu'en Allemagne certains états nerveux se caractérisèrent par des états soporeux persistants, rappelant la nona actuelle ; et enfin par Dromède Cornaro (4) de Venise qu'il s'agissait d'une fièvre fluxionnaire accompagnée d'une chaleur insolite, de catarrhe, d'enrouement, de sécheresse de la langue, avec céphalalgie, veilles, toux, soif, oppression de poitrine, nausées, lassitude générale et vertiges semblables à ceux de l'ivresse, constipation, mais que, cependant, malgré l'aspect assez important de ces symptômes, il mourut peu de monde.

En 1590 et 1591, il régna en Italie, nous dit Jansonius (5), une cruelle épidémie : c'était une fièvre très

(1) Rivière. *Opera omnia.* Lyon 1663. Obs. commun., ob. X.
(2) Sennert. Op., t. III, chap. XV.
(3) Henisch. *Comment. in Aratenm.*
(4) Dromède Cornaro. *Observation medicinal.*
(5) *Mercurius Gallo-belgicus,* t. I, lib. I.

aiguë avec toux et coryza. Le siège de la maladie était ordinairement à la tête ; c'est pourquoi presque tous les malades tombaient dans un délire frénétique et mouraient le huitième ou le dixième jour.

V

Au XVIIe siècle, les épidémies furent rares pendant la première moitié du siècle. A l'occasion de celle de 1675, Ettmüller (1) émet l'opinion que les symptômes qu'il a observés en Allemagne « se rattachent à l'irritation de tout le système membraneux par les corpuscules hétérogènes » qui donnent à l'air ses propriétés morbides. Cette irritation produisait tantôt des douleurs dans les méninges, tantôt des douleurs lancinantes dans les jambes.

J.-J. Wepfer (2), médecin des troupes suisses et confédérées en Allemagne, décrit en 1691 une épidémie durant laquelle on put observer entr'autres symptômes de la céphalalgie, des mouvements convulsifs, la veille, la soporosité, le délire, etc...

VI

Au XVIIIe siècle, il y eut en 1712 à Tübingen une épidémie grippale caractérisée par un état soporeux persistant qu'on a rapprochée avec raison de la nona.

En 1729, débuta une épidémie grippale qui reçut,

----

(1) Ettmüller. *Febres et morbi catarrhales epidemici.*
(2) Wepfer. *Observationes med.*

nous dit Hoffmann (1), le nom de synoque catarrhale.
La maladie ne s'annonçait point par des frissons, mais
par une *céphalalgie gravative*, l'inappétence, la veille,
une toux sèche et fatigante, la prostration des forces,
une *chaleur intense* avec le *pouls* vibré, colère, et quelquefois *inégal*. Quelques malades éprouvèrent de légers *délires*, des rêvasseries, des *tremblements* dans les
membres ; d'autres une somnolence continuelle avec
des *aberrations mentales*... Lœw (2) signale aussi des
engourdissements avec tension qui ne nous semblent
être autre chose que des contractures; les veilles, le
délire, les syncopes et les convulsions accompagnèrent
les cas graves.

Dès l'année 1730 jusqu'en 1737, la grippe s'installa
en Europe ; elle passa même en Amérique. En 1732,
elle prit parfois, d'après Crivelli, un caractère aigu et
pernicieux tel que la céphalalgie, devenue atroce,
y était l'avant-coureur d'une apoplexie toujours mortelle.

En 1733, Huxham (3) dit aussi que des évacuations
bilieuses terminaient souvent la maladie qui fut mortelle pour les enfants et les vieillards cacochymes.
Enfin les otalgies étaient fréquentes; il se formait souvent un abcès dans le conduit auditif et il y avait en
même temps de l'insomnie, des vertiges, une céphalalgie violente, parfois accompagnée d'un léger délire.
Menderus (4) rapporte que, dans les troupes du roi de

---

(1) Hoffmann. *Synocha catarrhalis epidemica*, année 1729.
(2) Lœw, *In act. Acad. natur. curies.* Vol. III, appendice 78.
(3) Huxam. *Obs. de aer. et morb. epid.*
(4) Menderus. *Acta. nat. cur.*

Pologne et de l'électeur de Saxe en Pologne, pendant l'année 1734, on observa durant l'épidémie des cas singuliers où la fièvre et la céphalalgie étaient particulièrement fortes, où il y avait des vertiges, des états soporeux, avec un délire sourd qui durait toutes les nuits, et quelquefois subsistait pendant tout le cours de la maladie. Parfois, la médication « trop rafraîchissante » déterminait des métastases au cerveau et faisait dégénérer le catarrhe en frénésie ; le délire continuel et les pétéchies, qui survenaient le premier ou le second jour, étaient alors des signes mortels. En 1737, l'épidémie détermina, si l'on en croit Pauly (1) qui la décrit en Silésie, des accidents du même ordre : Son invasion était annoncée par une langueur insolite de tout le corps et surtout des membres ; la tête s'affaiblissait, il survenait de la tristesse, un coryza humide ou sec, l'enchifrénement, l'enrouement, la toux, des douleurs rhumatiques errantes, auxquelles succédait une légère horripilation, suivie de chaleur plus ou moins intense ; douleur tensive et pongitive à la région précordiale, s'étendant parfois au dos et même à la mâchoire ; des nausées, suivies quelquefois de *vomissements bilieux* ou pituiteux. A ces symptômes se joignaient les veilles, la stupeur des sens, *un délire tantôt léger, tantôt furieux ;* cet état subsistait ainsi plusieurs jours, et occasionnait la prostration des forces, accompagnée de sueurs copieuses et modérées. Si la nature

---

(1) Pauly (d'après Ozanam). *Histoire générale et particulière des maladies épidémiques.*

n'était point assez active pour surmonter la violence du mal, il survenait des *tremblements des lèvres et de la mâchoire inférieure*, le hoquet, *les spasmes*, les dé-faillances ; et ordinairement alors, le cinquième, sep-tième, neuvième, ou au plus tard le onzième jour, les malades succombaient. La diarrhée était parfois fu-neste, *mais le plus souvent il existait durant plu-sieurs jours une constipation marquée.*

Après un laps de quatre années, la grippe reparut en 1741, en Allemagne, d'où elle se propagea dans le reste de l'Europe qu'elle décima presque continuellement jusqu'en 1745. La plus célèbre des épidémies de cette époque est celle de 1743 qui reçut, dit-on, du roi Louis XV son nom de *grippe*. Stéfano Pallavicino (1) dit qu'à Brescia, on observa des cas où la tête s'embarras-sait ; on apercevait alors des mouvements convulsifs, et des symptômes de délire ; mais les vésicatoires et les sinapismes appliqués aux parties inférieures y remédiaient.

En 1745, Hermann Furstenau (2) donne de l'épidé-mie catarrhale qui sévit en Allemagne une description qui rappelle celle de Pauly, lors de l'épidémie silé-sienne de 1737. Aux symptômes du catarrhe se joi-gnait une douleur de tête qui s'étendait à l'occiput, à la nuque, puis aux yeux et aux sinus frontaux ; il survenait une toux médiocre parfois accompagnée de nausées et de vomituritions.

Desmars (3) rapporte l'histoire d'une épidémie ca-

---

(1) Stefano Pallavicino (d'après Ozanam. *Loc. cit.*).
(2) Hermann Furstenau. *Ephem. nat. cur.*
(3) Desmars (d'après Ozanam. *Loc. cit.*)

tarrhale qui se montra en 1757 sur le littoral de la
Manche et qui, dans la population militaire de Bou-
logne-sur-Mer, détermina des symptômes très graves:
Les malades prenaient du délire, le pouls devenait
petit, inégal et vacillant, la respiration irrégulière ;
on observait des soubresauts des tendons et souvent
la mort survenait au milieu de ces symptômes alarmants.

L'épidémie de 1762 fut une des plus étendues. Gilchrist d'Edimbourg (1) signale des cas où le mal se
portait sur le système nerveux central, et causait une
manie franche. Razoux de Nimes établit dans la variété des symptômes qu'il eut l'occasion d'observer
trois catégories : dans la troisième, celle des cas dangereux, il pouvait y avoir des douleurs vagues par
tout le corps, des frissons, des insomnies, des inquié-
tudes, et les muscles du cou étaient gênés dans leur
action.

En 1775, Heberden (2) rapporte que parfois, durant
l'épidémie (qui, pour la première fois, prit le nom *d'influenza*), on vit la maladie débuter par des vomissements et se terminer heureusement après qu'on eut
observé de la céphalalgie intense, des langueurs, une
prostration excessive et enfin des douleurs lombaires
atroces et des crampes dans les jambes et dans les
bras. Les *Mémoires de la Société royale de médecine*
de l'année 1776 contiennent une bonne description
de cette épidémie, donnée par Lorry, médecin de Pa-

(1) Gilchrist. *Obs. on the. cas. Epid. of 1762.*
(2) Heberden (*Annales de l'influenza*).

ris. Lorry divise la maladie en trois stades. « Le premier celui de l'invasion, était *fébrile*, le second, celui de la *toux*, l'était très rarement, mais il était incommode et pénible ; le troisième était celui d'une coction toujours imparfaite. » Voici d'ailleurs comment il décrit le premier temps de la maladie : « Elle commençait assez généralement *par un mal de tête violent, qui semblait se répandre dans tous les muscles du col et paraissait les fixer.* Les yeux étaient ou brillants, ou larmoyants ; le nez très enchifrené, avec des pulsations fortes sur le devant de la tête ; les articles étaient très douloureux, et comme brisés ou contus. Le malade se sentait triste, accablé, dans un état de frissonnement continuel ; il demandait à se coucher ; la voix était rauque, ou couverte. Ces préliminaires duraient douze heures ou environ. Alors la *fièvre s'élevait* avec un fort accablement, quelquefois avec du *délire, soubresauts de tendons,* et, dans quelques jeunes gens, avec saigne-ments de nez : les urines coulaient en petite quantité ; les malades suaient, mais cette sueur était accompagnée d'anxiétés, et les malades se plaignaient de ce que leur sueur se refroidissait promptement. Cet accès de fièvre durait douze, vingt-quatre, ou trente-six heures. Quelques malades cependant n'eurent pas de fièvres décidées ; alors leur malaise dura plus long-temps : quelques autres n'ont eu qu'en très petit une légère idée de ces symptômes ».

Le second stade commençait après la chute fébrile : « Après la fièvre, on avait communément la tête plus libre et le corps plus dégagé ; mais il s'excitait une toux âcre, vive, sèche, les crachats étaient pituiteux.... Il ne sortait rien de cuit de la poitrine ; cependant, le plus communément, les malades pouvaient vaquer à leurs affaires... Le ventre était assez généralement constipé. Les urines étaient devenues louches et abondantes. » Le dernier stade enfin était souvent caractérisé par des crachats cuits, qui indiquaient la fin de l'affection. « Cependant parfois, à ce moment, les symptômes de l'invasion se renouvelaient.... Aussi avons-nous vu sur quelques sujets cette maladie causer des fièvres très vives.... ces espèces de fièvres dégénérées et ayant leur source dans la première maladie, étaient accompagnés de ces *vomissements verdâtres qu'on connaît dans les maladies de tête* ; et devenaient quelquefois d'autant plus dangereuses, qu'un préjugé populaire, fondé sur les clameurs de quelques médecins, faisait mal à propos regarder la saignée comme mortelle. »

En 1781–1782, l'épidémie qui vint d'Orient (*catarrhe chinois* des Russes, *morbus russicus* des Allemands) détermina encore des phénomènes analogues. On lit dans Ozanam (1) qu'il y eut en général des douleurs de tête pouvant devenir lancinantes et s'accompagner de vomissements visqueux ; « le pouls était très variable en force et en fréquence ; la chaleur de la peau était sèche et brûlante ; les malades étaient inquiets, agités, quelques-uns soporeux, et d'autres déliraient, surtout les pléthoriques ; le ventre était constipé, les urines crues et aqueuses, etc. ». Ozanam

____

(1) Ozanam. *Loc. cit.*

raconte encore, d'après Rosa (1) qui observa l'épidémie en Italie, que quelquefois « la matière morbile, se portant sur les premières voies, provoquait des nausées, des vomissements,... la fièvre dans ces cas graves était quotidienne, rémittente et parfois continue aiguë, alors la maladie dégénérait en pleurésie ou en parafrénésie. »

En 1788, Delacroix (2), décrivant une épidémie estivale de grippe, rapporte que « beaucoup de malades éprouvèrent des nausées et même des vomissements de bile, avec un mal de tête plus violent et une fièvre plus forte que ceux qui n'eurent que l'affection catarrhale simple, ce qui arrivait principalement chez les personnes affectées par des chagrins, des peines d'esprit. »

VII

La dernière épidémie du XVIIIe siècle parut durant l'hiver de 1799 et persista pendant l'année 1800. Avec le XIXe siècle, nous abordons une nouvelle période, riche en documents sur la question qui nous intéresse : la pathologie nerveuse, inquiétante pour l'esprit qui dominait avant la Révolution, avait été longtemps le fruit défendu des médecins ; aussi le siècle nouveau inaugura-t-il une ère de recherches nombreuses et passionnées sur les troubles du système nerveux. Les maladies infectieuses, la grippe en particulier, offraient un champ d'études propice à de telles recher-

---

(1) Rosa. *Scheda ad catarrhum seu tussim quam Russum nominani.*
(2) Delacroix (d'après Ozanam. *Loc. cit.*).

ches ; aussi verrons nous dès ce moment s'accumuler en nombre rapidement croissant des observations de plus en plus précises concernant des troubles du système céphalo-rachidien pendant les épidémies de grippe.

La première de ces épidémies, celle de 1799-1800, nous a été décrite par Dessessarts, à Paris, et par Gilibert (1), à Lyon. Ce dernier nous apprend que, dans les cantons de Saint-Clair et de Saint-Nizier, on vit, surtout chez les gens aisés, des formes graves où le *mal de tête était violent*, où le *pouls était faible, petit*, accéléré le soir, où les lipothymies étaient fréquentes ; les malades avaient des anxiétés précordiales qui s'accompagnaient le plus souvent de nausées, de *vomiturations bilieuses ou pituiteuses avec augmentation de la céphalée*. Chez plusieurs sujets, le délire plus ou moins caractérisé survenait du cinquième au septième jour, ou du douzième au quatorzième, mais il cessait ordinairement ou diminuait beaucoup après chaque redoublement fébrile. Presque tous les malades qui succombèrent eurent des *convulsions* partielles ou générales les derniers jours, surtout les jeunes gens. La plupart des malades étaient jugés à la fin du second septenaire. Dans ces cas de débilité générale compliquée avec la soporosité et le délire, on utilisa les vésicatoires, les sinapismes et le musc. La mortalité ne fut pas considérable, mais elle parut alarmante, étant tombée sur la classe riche.

---

(1) Gilibert. *Résumé des observations des médecins de Lyon sur la fièvre catarrhale qui a régné dans cette ville en vendém., brum. et frim. an IX*. (In *Recueil des actes de la Société de santé de Lyon*).

Mojon (1) (de Gènes) raconte que, durant l'épidémie de 1803, il a observé des cas graves caractérisés par des phénomènes cérébraux. « J'ai vu des malades qui n'avaient d'abord qu'une grippe simple ; peu de temps après, ils étaient saisis de fièvre adynamique ; nausées, vomissements, météorisme, symptômes cérébraux ; la langue devenait noire, la respiration très crépitante, ils mouraient en quelques jours.

Double (2) signale des formes ataxiques et adynamiques pendant cette même épidémie.

En 1830, Lombard (de Genève) (3) signale bien une prépondérance des affections nerveuses avant et pendant l'épidémie (névralgies, apoplexies, hémiplégies) ; il décrit notamment une céphalalgie si aiguë qu'elle arrachait des cris continuels ; mais Baldwin (4), du comté de Burke (Géorgie), est encore plus explicite. A côté de cas bénins il en était d'autres où les symptômes étaient fort inquiétants, et « lorsqu'un de ces cas graves était négligé, les symptômes encéphaliques offraient une grande intensité ; le délire devenait furieux, le coma survenait et le malade succombait évidemment sous l'influence d'une congestion cérébrale ou pulmonaire (5) ». Voici du reste le tableau clinique que comportaient ces cas dangereux : « A mesure que la maladie se développait, on voyait

---

(1) Mojon. *Mém. sur l'épid. de Gènes en 1803.* (In *Mém. de la Soc. d'émul. de Paris,* 1803.

(2) Double. In *Journ. de méd.,* t. XVI.

(3) Lombard. *Gaz. méd. de Paris,* 1833, p. 729.

(4) Baldwin. *The american journal,* 1833, novembre.

(5) Extrait de l'analyse contenue dans la *Gazette méd. de Paris,* 1833, p. 386.

apparaître successivement les symptômes suivants : le coryza, la toux, un malaise général, la fièvre, précédée d'un frisson ; un pouls d'abord mou et fréquent, ensuite dur et plein ; de la céphalalgie frontale ; des douleurs souvent très vives dans les différentes parties du corps ; des nausées, quelquefois une amygdalite, le délire des spasmes dans les muscles des jambes et des bras, sécheresse de la langue, vive agitation ».

En 1833, la *Gazette médicale* de Paris nous apprend dans un premier article (1) que la grippe, bien que bénigne, s'est compliquée dans certains cas de *méningite*. Dans un second article (2), elle ajoute que l'épidémie de 1833 a un caractère franchement ataxique que n'avait point la grippe de 1830-31, plutôt adynamique ; ce qu'elle attribue à la différence des saisons. Cependant, dans les observations publiées par Richelot dans les *Archives générales de médecine* (3), nous ne trouvons point de cas bien franc de méningite ; parfois on note quelques symptômes dont l'association pourrait être considérée comme un « méningisme » incomplet. Dans l'obs. IV, le sujet, à côté des symptômes ordinaires de la grippe, présente un ralentissement du pouls qui descend à 52 et même à 40 ; dans l'obs. V, il s'agit d'un individu qui a de la céphalalgie, du brisement des forces, des crampes légères dans les membres, de la constipation, des nausées sans vomissements, le ventre douloureux, mais souple.

---

(1) *Gazette méd. de Paris*, 1833, 4 mai.
(2) *Gazette méd. de Paris*, 1833, 11 mai.
(3) Richelot. *Arch. gén. de médecine*, 1831, T. 8.

Chevalley (1), rapporte qu'à Naples, il a observé des complications cérébrales chez les individus prédisposés.

L'épidémie de 1837 fut une de celles qui passionna le plus le monde médical. Tous les journaux de l'époque sont pleins de publications et d'éphémérides relatives à cette épidémie. A l'école de médecine, chacun tient à faire sa leçon sur la grippe : nous possédons notamment de très intéressantes leçons de Piorry, Bouillaud, Andral et Broussais. A l'Académie de médecine, il y eut le 14 février une discussion fort instructive où Lepelletier, Louyer-Willermay, Récamier, Piorry, Bouillaud, prirent successivement la parole pour exprimer leur manière de voir sur la grippe. Enfin un grand nombre de publications diverses et de thèses parurent, qui apportèrent aussi leur appoint de documents ou d'observations nouvelles.

Tout d'abord, dans les journaux, nous relevons dans la *Gazette médicale de Paris* (2), une description magistrale de l'épidémie par Pétrequin, chirurgien chef désigné de l'Hôtel-Dieu de Lyon. Elle résume les travaux divers d'un grand nombre de médecins français et italiens. L'auteur, après les avoir analysés avec la plus grande sagacité, en arrive à cette conclusion : « Un *appareil m'a paru constamment lésé*, c'est le *système cérébro-rachidien*, c'est dire que l'influenza dans son essence est primitivement nerveuse » ; et, pour confirmer cette manière de voir, il

---

(1) Chevalley. *Gaz. méd. de Paris*, 1831, 19 avril.
(2) Pétrequin. *Gaz. méd. de Paris*, 1837, 25 décembre.

ajoute plus loin : « J'ai vu à Paris, *dans des cas simples*, la rêvasserie et même le délire, qu'on a constaté également à Limoges (P. Voisin), à Bordeaux (Gintrac), à Corbeil (E. Petit), à Munster (Jazevski), à Lorquin (Marchal), à Bologne, en Italie (Comelli), etc.... M. Bonnet, de Bordeaux, a vu la grippe donner lieu à l'aliénation mentale (*Journal de médecine pratique*, 1837-1-175) comme Rush l'avait observé en 1750. Plusieurs malades étaient tourmentés par des idées tristes ; il parait que quatre ou cinq suicides ont été accomplis ou tentés dans les hôpitaux de Paris. La face était souvent rouge, les traits *grippés*, et la tête le siège d'une congestion évidente qui, chez les enfants surtout, a produit le coma sans danger (Gintrac) et qui a pu, chez les vieillards prédisposés, simuler une attaque d'apoplexie ; les symptômes encéphaliques m'ont paru plus intenses chez les personnes nerveuses, ou dont le cerveau était le théâtre d'un travail physiologique habituel ». Pétrequin rapporte au rachis « les convulsions qu'on a observées surtout chez les enfants (Marchal, Gintrac), et les mouvements choréiformes et hystériques que M. P. Voisin a rencontrés même sur les hommes ; les crampes qu'on a notées à Paris (Pétrequin), à Lyon (Pointe), à Bordeaux (Burguet, Desgranges), etc., dont le siège était surtout dans les membres inférieurs, et qui rappelaient celles plus graves du choléra ; il signale la forme tétanique que M. Ducros a vue deux fois à Marseille et qui fut mortelle pour un malade ; les contractures passagères qui saisissaient les grippés et que M. P. Voisin a trouvées deux fois bien prononcées dans les membres thoraciques, etc., les spasmes toniques ou cloniques qui ont plus d'une fois travaillé les organes internes, par exemple l'œsophage, determinant de la dysphagie, ou l'estomac, provoquant des nausées et des vomissements nerveux, par synergie abdominale ».

Nonat publia à la même époque, dans les *Archives générales de médecine* (1), un intéressant mémoire intitulé « grippe et pneumonie ». Dans le chapitre relatif aux grippes avec catarrhe bronchique simples, nous relevons l'observation II qui concerne une personne de tempérament nerveux : elle rappelle de tous points ces cas de méningisme légers suivis de guérison et publiés lors des dernières épidémies. Dans le chapitre relatif aux pneumonies observées en 1837, nous relevons encore les observations IV et XVIII, où les phénomènes pulmonaires s'accompagnèrent de troubles cérébraux intenses, suivis de mort dans le premier cas, de guérison dans le second.

Enfin, Chomel vit à l'Hôtel-Dieu un certain nombre de pneumonies grippales avec phénomènes ataxo-adynamiques ; dans l'un d'eux, rapporté dans la *Gazette des hôpitaux* (2), il trouva dans l'encéphale « une légère infiltration séreuse du tissu cellulaire sous-arachnoïdien », mais pas de congestion ; aussi l'auteur croit-il les symptômes de nature « tout à fait sympathique ».

En revanche, on trouve dans les journaux et revues

____

(1) Nonat. *Arch. gén. de médecine*, 1837. P. 14.
(2) Chomel. *Gaz. des hôpitaux*, 1837, N° 21.

des assertions contraires aux précédentes. Parmi les malades du service de Rayer, Vigla (1), son interne, affirma « n'avoir jamais observé de délire, de convulsions, de paralysie, ni d'autres symptômes graves de lésions du cerveau, de la sensibilité ou de l'intelligence ». Landau dans un mémoire analogue parle dans le même sens : « Je n'ai jamais observé de délire dans aucun cas ; et l'insensibilité apparente, la stupeur, qui ont existé chez les malades me semblent dus à la même cause que la faiblesse musculaire et à la prostration générale, plutôt qu'ils me semblent être l'expression d'une lésion des organes encéphaliques. On a parlé de grippe rhumatismale, paralytique, etc.. Mais ces formes sont plutôt imaginaires que réelles et, quoiqu'elles aient pour appui un nom justement célèbre dans la science, je ne pense pas que personne ait tenté de les reproduire. » « Les grippes *convulsives*, syncopale, hémoptoïque, *délirante*, disait encore Sandras (2), nous paraissent plutôt des créations *a priori* que des résultats cliniques..... » De telles affirmations résultaient évidemment d'une observation insuffisamment étendue.

D'ailleurs, la grande généralité des auteurs s'accordait à reconnaître que le système nerveux était principalement compromis par la grippe de 1837. Andral, dans sa leçon sur la grippe (3), mentionne un certain nombre de cas où la céphalalgie avait à la fois un caractère si douloureux et si gravatif, qu'il semblait

---

(1) Vigla. *Arch. gén. de méd.*, 1837, T. 13.
(2) Sandras. *Journ. des connaiss. médico-chirurgicales*, juin 1837, p. 235.
(3) Andral. *Gaz. méd. de Paris*, 1837, 28 février.

aux malades qu'ils allaient succomber à une fièvre cérébrale ou à une attaque d'apopiexie. Quant à la leçon de Broussais (1), elle fit scandale; mais on n'en rapporte, en général, qu'une phrase, citée d'ailleurs inexactement (2). Broussais ne croyait pas à la grippe en tant que maladie spéciale, mais il croyait à ses symptômes, à ses complications, et les soignait plus que tout autre. En particulier, il y distinguait quatre formes, de plus en plus graves, à mesure que la phlegmasie, dépassant la muqueuse trachéo-bronchique, envahissait les divers organes; finalement, elle aboutissait au cerveau : « quatrième forme. Arrêt dans l'encéphale. On ne l'a pas encore vue beaucoup, cette forme, cependant, il y en a quelques exemples : *rien n'est exclusif.* Quand il y a inflammation de quelque grand viscère, l'encéphale est toujours plus ou moins influencé. Mais la saison n'y est pas tournée, l'inflammation est moins forte. Pour le rachis, il n'y a rien

---

(1) Leçon de Broussais, sténographiée par Foucart. *Gaz. des hôpitaux,* 1837, 11 mars 1837.

(2) La grippe, aurait dit Broussais, « c'est une invention de gens sans le sou et de médecins sans clients, qui n'ayant rien de mieux à faire, se sont amusés à créer des farfadets ». Cette boutade est l'invention d'un feuilletoniste de la *Gazette médicale de Paris* (V. n° du 18 mars 1837), qui, dans une intention de polémique, a fort malicieusement enchâssé les termes authentiques de Broussais dans une phrase de son cru, habilement pastichée d'ailleurs. Les propres paroles de Broussais, sténographiées par Foucart, se trouvent dans la *Gazette des hôpitaux (loc. cit.).* « Messieurs les ontologistes qui ont créé la grippe, maladie tout à fait indépendante, ont dit: la grippe ne tue pas; je dis qu'ils ont créé la grippe; la manie de l'homme est de créer. Celui qui a de l'argent crée des champs et des forêts; celui qui n'a pas le sou, l'étudiant en médecine ou le médecin sans clients, crée des maladies. » Ce que voulait au fond Broussais, c'était réagir contre la conduite de ceux qui, croyant à la grippe comme maladie essentielle, l'estimaient bénigne et ne soignaient point leurs malades.

encore, rien de bien positif à cet égard. » La conclusion
de Broussais était d'ailleurs la suivante : « Le malaise
vient de l'influence du système cérébro-spinal qui est
partout ; la fatigue générale n'est qu'une affection du
système nerveux, prolongée dans toutes les parties
du corps. »

A l'Académie de médecine (1), Récamier décrivit
une forme apoplectique, mentionnée, plus tard aussi,
par Toulmouche, (de Rennes) (2), où la céphalée était
plus forte, le pouls plus résistant, la constriction plus
intense. Piorry cita le cas d'une femme qui présenta
des symptômes cholériformes « au début des crampes,
une cyanose, des vomissements et des selles de matières semblables à de l'eau de riz, du refroidissement des membres ». Cette forme, qui exprimait un
trouble grave du côté du système nerveux central, a
été également décrite par Fabre-Palaprat à la même
époque (3).

Claudot, dans sa thèse (4) sur la grippe de Strasbourg, mentionne des formes délirantes, ataxiques et
ataxo-adynamiques. Elle contient, sous le nom de
grippe rhumatismale (lumbago), une observation de
méningisme spinal.

Les relations de la grippe de 1847 ne signalent pas
autant que celles des épidémies précédentes les complications nerveuses. Toutefois il importe de rappeler

---

(1) *Bull. de l'Acad. de méd.*, 1837. Séance du 11 février.
(2) Toulmouche. *Gaz. méd. de Paris*, 1847.
(3) Fabre-Palaprat. *Gaz. méd. de Paris*, 1837, p. 187.
(4) Claudot. *Essai sur la grippe de 1847 à Strasbourg*. Th. de Strasbourg, 1837.

qu'à cette époque, il y eut en France une grave épidémie de méningite cérébro-spinale étudiée par Michel Lévy au Val-de-Grâce (1). Cet auteur insista sur la coexistence des deux épidémies : « Vers la fin de 1847, quand apparut le premier cas de méningite, la grippe sévissait avec quelque intensité dans la garnison, grippe accompagnée de phénomènes nerveux tels que lassitude, vertiges, céphalalgie souvent intermittente ou rémittente, et chez beaucoup d'individus, d'hémorragies passives et d'éruptions pétéchiales... » ; pendant l'année 1847, « l'adynamie avait été le cachet et comme le fond des maladies observées, tantôt se montrant à nu, pour ainsi dire, et caractérisée par la faiblesse et l'inertie des sujets, les douleurs lombaires, la petitesse et la dépressibilité du pouls, la tendance au refroidissement des membres ; tantôt associée à des localisations diverses ». Cette constitution régnante avait donné dans les six derniers mois de l'année un caractère adynamique à toutes les maladies ; Michel Lévy l'attribuait à une modification du sang.

C'est dans ces conditions que survint l'épidémie de méningite : « Si on l'envisage aux deux extrêmes de la durée, on s'aperçoit qu'elle se développe sur les traces de la grippe qui a marqué la fin de l'année 1847, et qu'elle vient mêler aujourd'hui ses manifestations à celles du choléra. Série frappante de trois affections épidémiques, à des degrés divers et avec des énergies inégales. Le choléra régnant est encore

---

(1) Michel Lévy. *Gaz. méd. de Paris*, 1849, n° du 27 octobre et les suivants.

un sujet d'études; néanmoins, tous les praticiens en ont reconnu une forme fréquemment typhoïde et une tendance signalée aux localisations encéphaliques. Quant à la grippe, pour ne point nous exposer à la juger aujourd'hui sous l'optique d'une préoccupation synthétique, nous empruntons à un rapport, adressé au Conseil des armées au commencement de 1848, les réflexions suivantes...... » Ce rapport, invoqué par Michel Lévy, indiquait un caractère franchement nerveux de la grippe de 1847. Aussi l'auteur conclut-il : « Comment n'être point frappé des phénomènes nerveux de cette grippe, du rôle que l'axe cérébral a joué dans cette forme épidémique ? Et lorsqu'on voit aujourd'hui, comme dans notre service du Val-de-Grâce, la méningite et le choléra donner lieu à des combinaisons morbides qui déroutent l'observation vulgaire, l'idée de la continuité des épidémies se présente derrière ce fait incontestable de leurs connexions. » On a dit que Michel Lévy avait voulu voir dans la méningite cérébro-spinale une des manifestations protéiformes de l'épidémie de grippe. Si nous saisissons bien le sens de ses considérations, nous pensons qu'il a voulu simplement donner à entendre qu'il existait entre les deux épidémies une analogie de symptômes permettant de leur attribuer des facteurs étiologiques de même nature : elles participaient, comme on disait alors, de la même constitution épidémique. Mais quant à identifier la grippe et la méningite cérébro-spinale épidémique, Michel Lévy ne l'a jamais fait : c'eût été identifier en même temps la grippe et le choléra.

En 1851, au dire d'Aran (1), l'épidémie fut bénigne ; cependant Guibout (2), tout en partageant son opinion d'une façon générale, crut devoir appeler l'attention sur trois cas où les accidents cérébraux avaient un temps assombri le pronostic de la grippe chez des enfants. « Dans les deux premiers cas, dit l'auteur, si les symptômes n'ont pas été ceux d'une méningite bien confirmée, affection presque toujours mortelle chez l'enfant, au moins ont-ils annoncé une méningite commençante..... Dans le troisième cas, nous ne savons quel sort est réservé à l'enfant ; mais quoi qu'il en advienne, les phénomènes qu'il a présentés à M. Richelot et à nous étaient alarmants et avaient leur point de départ du côté du cerveau. »

En 1865, Chaumezière (3) signale dans sa thèse des accidents nerveux survenus au cours d'une grippe à bord du *Duguay-Trouin* ; ces accidents consistaient notamment en convulsions, crampes ou paralysies subites.

Nous devons mentionner le mémoire présenté en 1866 à l'Académie de médecine (4) par Bailly, sur « une épidémie de fièvres catarrhales, de pneumonie et de suette » survenue à Bains au cours de l'année. Bien qu'il ne s'y agisse pas exclusivement de la grippe, il est permis d'y rapporter ces pneumonies à forme ataxique que l'auteur dotait du nom de typhus

----

(1) Aran. *Union médicale*, 1851, p. 117.
(2) Guibout. *Union médicale*, 1851, p. 134.
(3) Chaumezière. Th. de Paris, 1865.
(4) *Bull. Acad. méd.*, 1868.

catarrhal. Il y eut d'ailleurs, à Paris, une épidémie de grippe à la même époque.

Nous en dirons autant de « l'endémo-épidémie de fièvres catarrhales » survenue en 1872 à l'hôpital de Thionville et rapportée par le docteur Corne, médecin principal de l'armée (1). Elle s'accompagna de phénomènes cérébraux graves, dont l'auteur donne plusieurs observations.

En 1873, Dartigolles, dans sa thèse (2), mentionne des formes encéphaliques dont il donne une observation d'ailleurs peu typique (Obs. VI).

En 1876, M. le professeur Trastour, de Nantes (3), appela l'attention sur l'existence relativement fréquente de symptômes cérébraux au cours de la grippe. Il rapportait cinq faits où la grippe, parfois associée à d'autres facteurs pathogéniques, avait déterminé des accidents fort alarmants ; dans un cas, la mort était survenue, mais l'auteur ne l'attribuait pas aux phénomènes cérébraux et la rapportait à l'inanition persistante où la malade était restée pendant une quinzaine de jours. Les faits cités par M. le Pr Trastour avaient un grand intérêt clinique ; dans un cas, on pouvait croire à une méningite tuberculeuse ou à une méningite alcoolique ; dans un autre, à des accidents cérébraux d'origine paludéenne ; dans un troisième, à un ramollissement cérébral. Comme Broussais en 1887, il réagissait en même temps, dans ses indi-

(1) Corne. *Trib. méd.*, 1872, p. 97.

(2) Dartigolles. *Fièvre catarrhale, grippe.* Th. de Paris, 1873.

(3) Trastour. *Des accidents cérébraux dans la grippe.* (*Journal de médecine de l'Ouest*, 1876, p. 21).

cations thérapeutiques, contre cette tendance que l'on pouvait avoir, en présence de tels symptômes, de se reposer sur le diagnostic, soi-disant bénin, de grippe.

En 1885, nous trouvons mentionnées dans deux thèses de Paris, celle de Michel (1) et celle de Moreau (2), des manifestations cérébro-méningées de la grippe : celle de Moreau contient même une observation de grippe encéphalique (Obs. VIII).

En 1886, Claverie, dans sa thèse (3), rapportait quatre observations de méningite cérébro-spinale observées à Rochefort durant l'épidémie de grippe de l'hiver 1885-86. « Nous pensons, disait-il dans ses conclusions, que ces cas de méningite cérébro-spinale, n'ont été autre chose que des formes de cette grippe, en un mot des grippes cérébro-spinales. » L'auteur rapprochait ces cas, qui avaient apparu isolément au milieu de l'épidémie grippale, des cas de méningite cérébro-spinale épidémique, dont il fait, après avoir discuté les différentes théories émises à ce sujet, une localisation de la grippe sur le système nerveux. Quoi qu'il en soit, la première de ses observations peut être légitimement rapportée à la grippe, en présence des symptômes thoraciques présentés par le malade. Ce cas fut d'ailleurs suivi de guérison.

La même année, parurent, en même temps, dans les *Archives générales de médecine* (4), deux travaux, l'un

____

(1) Michel. *De la grippe et de ses manifestations.* Th. de Paris, 1885.

(2) Moreau. *Des diverses modalités de la grippe.* Th. de Paris, 1885.

(3) Claverie. *Méningites cérébro-spinales observées à Rochefort pendant l'hiver 1885-86.* Th. de Bordeaux, 1886.

(4) Arch. gén. de méd., juillet 1886.

de M. Mathieu, l'autre de M. Lauth, qui mentionnaient plusieurs cas de méningites survenues pendant l'épidémie de grippe. Des deux observations de « pneumonies infectieuses » rapportées par M. Mathieu et qualifiées par lui de pneumonies grippales (1), il en est une, la seconde, intitulée : Pneumonie. *Méningite fibrineuse*. Endocardite végétante des valvules aortiques. L'autopsie pratiquée par M. le professeur Cornil avait confirmé ce diagnostic. La recherche du microbe de la pneumonie, par M. Durand-Fardel, avait donné un résultat négatif.

Les observations de M. Lauth (2) sont moins nettement rapportées à la grippe que les précédentes ; l'auteur parle seulement d'« épidémie pneumonique » et de « pneumonies infectieuses » ; elles nous intéressent cependant, puisqu'elles ont été observées durant l'épidémie de grippe de 1886. Les deux premières observations de M. Lauth sont des cas de pneumonies accompagnées de méningite fibrino-purulente.

En même temps M. Netter (3), étudiant l'endocardite végétante ulcéreuse pneumonique, rapportait un certain nombre d'observations où cette affection était accompagnée de méningite. Parmi ces cas, quelques-uns étaient empruntés à l'épidémie de 1886. Nous devons dire cependant que la part, attribuée à l'influence grippale dans le déterminisme des phénomènes observés n'y était point défini : « Il y a, dit M. Netter,

---

(1) Observées dans le service de M. G. Sée.

(2) Observées dans le service de M. Hanot.

(3) Netter. *De l'endocardite végétante ulcéreuse d'origine pneumonique*. (*Arch. de physiologie*, août 1886.)

des périodes où la pneumonie est grave, où les cas d'épidémie de maison sont plus d'une fois signalés. Le printemps dernier a été dans ce cas, et l'endocardite pneumonique paraît avoir été à cette époque plus fréquente que jamais....., les pneumonies sont souvent survenues au cours de la grippe et les cas de l'année actuelle ne sont pas seuls à présenter cette succession... » Cependant l'une des observations rapportées par M. Netter et communiquée par M. Richardière (Obs. VI) est intitulée : *Grippe*. Pneumonie gauche. Souffles cardiaques. Défervescence le onzième jour, le même jour reprise de fièvre. *Symptômes de méningite*. Autopsie. Hépatisation rouge. Endocardite ulcéreuse aortique. *Méningite suppurée.*

En 1887. Ménétrier, dans sa thèse (1), insistait sur les pneumonies grippales avec méningite fibrineuse ou fibrino-purulente. Trois observations de cette espèce y sont rapportées ; dans l'un de ces cas il s'agissait très certainement de méningite à pneumocoque.

VIII

La grande pandémie de 1889-90 permit d'observer des formes très diverses de méningisme. En France, dès la fin de décembre 1889, M. Legendre (2) fit remarquer que la grippe pouvait déterminer, chez les enfants, de la céphalée, avec photophobie, vomissements bilieux ou muqueux, un pouls très rapide,

---

(1) Ménétrier. *Grippe et pneumonie.* Th. de Paris, 1887.

(2) Legendre. *La grippe actuelle chez les enfants.* (*Rev. prat. d'obstétr. et d'hyg. de l'enf.,* déc. 1889).

hyperthermie. En 1890. MM. Comby (1), Gaucher,
Juhel-Rénoy (2) et Sevestre (3), rapportèrent à la Société médicale des hôpitaux des observations de
grippe survenue assez brusquement chez des enfants
et ayant déterminé des accidents méningitiques parfois assez intenses pour faire croire à une méningite
tuberculeuse. Un peu auparavant, M. Bilhaut (4) avait
publié des cas du même genre observés chez l'enfant
et chez l'adulte. parfois mortels, et remarquables
pour la plupart par l'existence de troubles moteurs
pouvant aller jusqu'à simuler l'épilepsie ou l'apoplexie cérébrale.

Les mémoires de MM. Alison (5) et Bidon (6) contiennent encore des faits intéressants au point de vue
de l'invasion des méninges par la grippe ; les observations de M. Alison, notamment, indiquaient une
prédisposition méningée chez les jeunes gens surme-
nés par le travail intellectuel. Peu après, M. Fiessinger (7) rapportait un cas mortel de méningite spinale et M. le professeur de Brun [de Beyrouth] (8),
publiait un travail où il insistait sur la distinction
importante à établir entre les méningites graves dé-
terminées pendant la grippe par le pneumocoque et par
les microbes de la suppuration, et la *forme méningi-*

---

(1) *Soc. méd. hôp.*, séance du 7 février 1890.
(2) *Ibid.*, séance du 14 mars 1890.
(3) *Ibid.*, séance du 28 mars 1890.
(4) *Bull. et mémoires de la Société de thérapeutique*, 12 février 1890.
(5) Alison. *Arch. de méd.*, 1890 avril-mai.
(6) Bidon. *Rev. de méd.*, 1890 avril.
(7) Fiessinger. *Gazette méd. de Paris*, 18 octobre 1890.
(8) De Brun. *Méd. mod.*, 30 octobre 1890.

tique spéciale aux enfants, très souvent susceptible de guérison. Dans un certain nombre de thèses parisiennes de 1890 on relève des faits intéressants de nature diverse ; tantôt il s'agit de méningite suite d'otite [Jarre] (1), tantôt d'accidents bulbaires mal déterminés [Césilly] (2), tantôt de phénomènes méningitiques déterminés par la grippe chez des hystériques [Le Joubioux] (3), tantôt de grippe à forme apoplectique [Brionne] (4). A Lyon, il faut citer la thèse d'Ulliel (5) qui contient également un certain nombre d'observations de paraplégie fugace que nous interpréterons comme des cas de méningisme spinal. A Bordeaux enfin, Dupin (6) rapporte dans son travail inaugural deux observations de méningite cérébro-spinale suppurée.

En Allemagne, Kühn (7), Müller (8), publièrent des observations de méningisme suivi de guérison. Leyden (9) rapporta un cas de pneumococcie méningée mortelle survenue au cours d'une grippe ; Ewald (10), un autre cas de méningite à straphylocoque consécutif à un empyème de l'antre d'Higmore, d'origine grip-

(1) Jarre. *De quelques complications suppuratives de la grippe.* Thèse de Paris, 1890.

(2) Césilly. *Contribution à l'étude de la grippe.* Th. de Paris, 1890.

(3) Le Joubioux. *De l'hystérie consécutive à la grippe.* Idem.

(4) Brionne. *Contribution à l'étude de la forme nerveuse de la grippe.* Th. de Paris, 1890.

(5) Ulliel. *La grippe et le système nerveux.* Th. de Lyon, 1890.

(6) Dupin. *Complications de la grippe.* Th. de Bordeaux, 1890.

(7) Kühn. *Berlin klin. Wochens.*, 1890, p. 358.

(8) Müller. *Ibid.*, p. 817.

(9) Leyden. *Ibid.*, p. 215.

(10) Ewald. *Ibid.*, p. 65.

pale. En même temps, Leichtenstern (1) publiait le premier cas d'encéphalite aiguë hémorragique déterminé par la grippe ; dans ce cas, il y avait en même temps méningite purulente.

En Autriche, Weichselbaum (2) et Politzer (3) rapportèrent également deux cas de pneumococcie méningée consécutive à la grippe et déterminés, l'un par la suppuration des sinus frontal et maxillaire droit, l'autre par une otite moyenne.

Dans les publications anglaises, nous relevons encore une observation de Benett (4).

En 1891, dans une observation publiée par Clavelin (5), nous notons des accidents méningitiques précédés d'otite et suivis de névrite optique double. Les thèses de Ménard (6) et de Redureau (7) rapportent des cas de méningite suppurée. La même année, en Allemagne, Wirchow et Senator (8) publièrent la seconde observation d'encéphalite aiguë hémorragique, avec méningite purulente survenue à la suite de la grippe.

En Angleterre, parurent deux observations intitulées, l'une méningite tuberculeuse compliquée d'in-

---

(1) Leichstentern. *Deutsche medic. Wochens.*, 1890, p. 510.
(2) Weichselbaum. *Wien. medicin. Wochens.*, 1890, p. 225.
(3) Politzer. *Ibid.*, p. 399.
(4) Benett. *The Lancet*, 1890.
(5) Clavelin. *Arch. de méd. et de pharm. milit.*, février 1890.
(6) Ménard. *Considérations sur la suppuration des cellules mastoïdiennes.* Th. de Paris, 1891.
(7) Redureau. *Contribution à l'étude de la suppuration dans la grippe.* Idem.
(8) Wirchow et Senator. *Berlin klin. Wochen.*, 1891, n° 52.

fluenza [Hebblewaithe] (1), l'autre méningo-myélite cervicale dans la grippe [Mackay] (2).

En 1892, à propos de l'épidémie qui sévit au début de l'année, nous citerons une observation publiée par M. le professeur Pierret et M. le docteur Parret (3), sous le titre de « Mélancolie avec stupeur, suite d'influenza. Hypothermie. Autopsie : méningo-encéphalite infectieuse » ; une observation de méningite à streptocoques, d'origine grippale, publiée par M. le médecin-major Trouillet (4).

En Allemagne, Fürbringer (5) rapporta six observations d'affections catarrhales consécutives à la grippe, dont deux terminées par la guérison et quatre par la mort ; à l'autopsie des cas malheureux, on avait trouvé, dans deux cas, de la méningite purulente ; dans deux cas, de l'encéphalite aiguë hémorragique. Peu après, Kœnigsdorf (6) et Julius Schmidt (7) publièrent chacun une observation d'encéphalite aiguë hémorragique qu'ils rattachèrent un peu dubitativement, il est vrai, aux épidémies contemporaines.

Jolly (8), de Strasbourg, à l'autopsie d'un malade qui avait succombé à une paralysie subite, trouva une méningite purulente.

A peu près à l'époque où Pfeiffer et Beck décou-

---

(1) Hebblewaite. *The Lancet*, 1891.

(2) Mackay. *The Lancet*, 1891.

(3) Parret et Pierret. *Lyon méd.*, 1892, octobre 1892.

(4) Trouillet. *Dauphiné méd.*, 1892.

(5) Fürbringer. *Deutsche med. Wochens.*, 1892, n° 3.

(6) Kœnigsdorf, *Ibid.*, n° 9.

(7) Julius Schmidt. *Ibid.*, n° 31.

(8) D'après Jutrosinsky. *Deutsche médic. Wochens.*, 1892, p. 92.

vraient le bacille qu'ils considèrent comme spécifique de la grippe, M. Pfuhl [de Cassel] (1) publiait trois observations de méningite grippale purulente dans lesquelles il avait, de son côté, reconnu l'existence constante de bâtonnets très fins ; il identifia ce microbe nouveau avec celui de Pfeiffer et publia deux autres observations analogues.

A Bukarest, M. Babès (2) affirmait avoir trouvé, à côté du streptocoque, une diplobactérie encapsulée dans les organes internes d'un individu mort de broncho-pneumonie grippale et de méningite.

En Angleterre, Plummers (3) ; en Amérique, Putnam (4) et Prince (5) rapportèrent encore plusieurs observations de complications cérébrales de la grippe, tantôt bénignes, tantôt mortelles.

En 1893, parurent trois thèses parisiennes, celles de Virey (1), Xavier Trastour (2) et Lévêque (3), fort intéressantes par les faits nouveaux qu'elles contenaient et les réflexions générales dont ils étaient accompagnés. La première étudiait les formes principales de grippe nerveuse et les classait en trois catégories : syncopale, pseudo-méningitique, comateuse ; les deux autres traitaient spécialement de la forme

(2) Pfuhl. *Berlin klin. Wochens.*, 1892.

(3) Babès. *Deutsch. med. Wochens.*, 1892, p. 114.

(4) Plummers. *Brit. med. journal*, 10 sept. 1892.

(5) Putnam. *Boston med. journal*, 6 oct. 1892.

(6) Prince. *Boston med. journal*, 10 mars 1892.

(1) Virey. *Etude clinique sur quelques formes nerveuses de la grippe (formes syncopale, pseudo-méningitique, comateuse)*. Th. de Paris, 1891.

(2) X. Trastour. *De la forme cérébrale de la grippe*. Th. de Paris, 1893.

(3) Lévêque. *Etude sur la pseudo-méningite grippale chez l'enfant*. Th. de Paris, 1893.

méningitique ; et, tandis que M. X. Trastour l'étudiait
à la fois chez l'adulte et chez l'enfant, M. Lévèque se
limitait aux formes pseudo-méningitiques infantiles,
qu'il attribuait, jusqu'à plus ample informé, à un poi-
son sécrété par le microbe de la grippe. La même
année, M. Hanot (1) communiquait à la Société médicale des hôpitaux une observation de pyohémie survenue au cours de la grippe ; l'autopsie avait en particulier démontré l'existence d'une méningite suppurée à streptocoque.

En 1894, M. le professeur Grasset (2) étudiait, dans
une série de leçons cliniques sur la grippe, la localisation du pneumocoque sur les méninges ; deux de
ses observations n'étaient autre chose que des méningites cérébro-spinales sporadiques ; la troisième, où
les symptômes cérébraux n'avaient pas eu de suite
fâcheuse, était interprétée comme un cas d'intoxication
des centres nerveux par les sécrétions du pneumocoque. Nous citerons encore une observation du docteur Porte (3) où l'autopsie démontra l'existence d'une
méningite cérébrale étendue ; pendant la vie l'examen
du sang, fait en collaboration avec M. le médecin-
major Trouillet, avait permis d'y déceler le diplobacille spécifique de MM. Teissier-Roux-Pittion ; des
cultures faites avec le liquide purulent des cavités
ventriculaires avaient donné le même résultat. Enfin,
la thèse de Petit (4) rapportait plusieurs cas de ménin-

(1) Hanot. *Soc. méd. hôp.*, 1893.
(2) Grasset. *Semaine médicale*, 1894.
(3) Porte. *Dauphiné médical*, juin 1894.
(4) Petit. *De l'infection par le streptocoque au cours ou au déclin de la grippe*. Th. de Paris, 1894.

gite à streptocoques. La thèse lyonnaise de Lestra (1), qui étudiait la grippe à manifestations méningées dans sa plus grande généralité, contenait un certain nombre de faits nouveaux, qui contribuèrent encore à en établir la bénignité relative. Il faut encore signaler, parmi les publications françaises, la thèse de Jarron (2) qui rapporte une observation où l'examen des crachats qui contenaient le diplobacille de la grippe et le streptocoque fit modifier le diagnostic de granulie aiguë primitivement porté; au cours de la convalescence survint une méningite mortelle ; l'autopsie ne put être faite, mais la présence des diplobacilles dans le sang et dans l'urine avait été démontrée pendant la vie. En outre, et c'est ce qui fait l'intérêt nouveau de la thèse de M. Jarron, la toxicité des urines avait été recherchée chez ce malade, comme chez un certain nombre d'autres, et reconnue très supérieure à la normale, ce qui semblait indiquer un empoisonnement général au cours de la grippe. M. Jarron, dans une série d'autres expériences sur lesquelles nous reviendrons, démontrait que cet empoisonnement était dû, en grande partie, aux sécrétions du diplobacille dont les cultures stérilisées déterminaient, injectées aux lapins, des accidents nerveux tels que convulsions, myosis et dyspnée.

En Allemagne, Kranhals (3) publia, sous le nom de

---

(1) Lestra. *Contribution à l'étude clinique de la grippe. Grippe à manifestations méningées.* Thèse de Lyon, 1871.

(2) Jarron. *Contribution à l'étude bactériologique de la grippe.* Th. de Bordeaux, 1891.

(3) Kranhals. *Deutsch. Archiv. f. klin. Med.*, t. 51, 1er fasc.

pseudo-méningite, 7 observations qu'il rattachait à la grippe ; le terme de pseudo-méningite n'était pas absolument approprié, car, dans les cas qui avaient eu une issue fatale, on avait trouvé à l'autopsie de l'œdème de la pie-mère et de petites hémorragies.

L'épidémie de cet hiver (1894-95) a plus que jamais mis à l'ordre du jour la question des méningites de la grippe. A Paris, MM. Cornil et Durante en communiquèrent à l'Académie de médecine plusieurs observations ; les trois premières (1) étaient relatives à des femmes qui avaient été prises brusquement d'accidents méningitiques suivis de guérison ; dans deux cas, il s'agissait de malades ayant dans leur passé des antécédents nerveux. La quatrième observation (2), communiquée par MM. Cornil et Durante, concernait, au contraire, une malade qui avait succombé à des accidents apoplectiques et méningitiques, et à l'autopsie de laquelle on avait constaté l'existence d'une méningite purulente et d'une encéphalite hémorragique limitée à l'écorce ; le pus, qui n'était pas un pus de pneumocoque, était stérile. Lors de la première communication de M. Durante, M. le médecin-inspecteur général Colin faisait part, à l'Académie, de recherches entreprises par M. le médecin-inspecteur Debaussaux, au sujet de méningites purulentes survenues au cours de la grippe et imputables au streptocoque pyogène. A la séance du 7 mai, il rappela encore qu'il avait déjà signalé l'existence de ménin-

---

(1) Cornil et Durante. *Acad. de méd.*, séance du 5 mars 1895.
(2) Cornil et Durante. *Acad. de méd.*, séance du 7 mai 1895.

gites à streptocoques durant les épidémies de grippe et mentionna des observations analogues de M. le médecin-inspecteur Bourru, directeur de l'Ecole de médecine navale de Bordeaux. A Lyon, nous avons eu l'occasion d'assister cette année à deux cliniques faites, l'une par M. le professeur Lépine, l'autre par M. le professeur agrégé Roque, à l'occasion de deux malades qui avaient présenté au cours d'une grippe des symptômes méningitiques des plus nets. Mais le premier avait guéri, le second était mort de thrombose cardiaque après amendement momentané des signes méningitiques ; l'autopsie macroscopique des centres nerveux avait été *absolument* négative. Ce cas tout à fait original démontrait quasi-expérimentalemen l'existence d'un méningisme grippal dépourvu des lésions classiques de la méningite. Il se trouve reproduit dans notre thèse, pour laquelle M. le professeur agrégé Roque a bien voulu en réserver la première publication. L'observation de M. le professeur Lépine a été publiée récemment dans la *Revue de médecine* (1) ; nous la reproduisons également.

L'épidémie de cet hiver a conduit encore à l'hôpital militaire de Grenoble un grand nombre de malades atteints de grippe nerveuse. Ces malades ont été tout spécialement observés et étudiés par MM. les médecins-majors Trouillet et Esprit ; les résultats de leurs recherches cliniques, anatomo-pathologiques et bactériologiques se trouvent résumés dans un travail ori-

---

(1) Lépine. *Revue de méd.*, juin 1895.

ginal, paru dans la *Semaine médicale* (1). Dans tous les cas de grippe qu'ils ont étudiés, MM. Trouillet et Esprit ont rencontré dans le sang le diplobacille de Teissier-Roux-Pittion ; en particulier, dans les cas de méningite terminés par la mort, ce microbe a été rencontré dans les centres nerveux et a pu être cultivé, puis injecté à des lapins chez lesquels il a déterminé des accidents rappelant certains symptômes de la grippe humaine. Notre thèse contient trois observations inédites que MM. Trouillet et Esprit ont bien voulu nous communiquer.

Parmi les observations françaises de 1895, nous citerons encore celle qui a été communiquée par le docteur Herland, de Rosporden, à la *Gazette hebdomadaire de médecine et de chirurgie* (2), et qui n'est qu'un exemple, choisi parmi cinq observations pareilles, d'accidents méningitiques survenus dans une même maison au cours de la grippe et suivis de guérison. Dans le même journal se trouve une intéressante observation de M. le professeur agrégé Haushalter, de Nancy, et du docteur Viller (3), elle concerne un malade atteint de grippe et de pneumonie, chez lequel la généralisation pneumococcique détermina isolément un phlegmon de l'œil d'abord, une méningite

(1) Trouillet et Esprit. *Méningo-encéphalopathies de nature grippale.* (*Semaine médicale*, 24 avril 1895.)

Les résultats de MM. Trouillet et Esprit ont été confirmés dans une récente communication de M. Trouillet à la Société de biologie, séance du 13 juillet 1895.

(2) Herland, de Rosporden (Finistère). *Gazette hebdomadaire de médecine et de chirurgie*, 1895, n° 19.

(3) Haushalter et Viller. *Ibidem.*, n° 27.

suppurée ensuite. Enfin, la thèse toute récente du
docteur Vigne (3) relate une épidémie de méningite
cérébro-spinale survenue à Aix au cours de la grippe ;
l'auteur considère dans ce cas la grippe comme une
cause importante ayant préparé le terrain au pneumocoque, l'auteur effectif de la méningite. Dans un certain nombre des observations publiées par M. Vigne,
la nature pneumococcique de l'infection peut être
admise d'après la nature du pus recueilli dans les
méninges. Mais il n'est pas tout à fait logique, nous
semble-t-il, de mettre catégoriquement sur le compte
du pneumocoque d'autres cas suivis de guérison, où
l'on n'avait observé ni pneumonie, ni quelque autre
localisation du microbe de Talamon.

Il nous reste, pour terminer ce long historique, que
ne semble point comporter une seule des si nombreuses complications de la grippe, les observations
communiquées, cette année même, à la Société de médecine interne de Berlin par MM. Oppenheim et Fürbringer (1), avec le diagnostic d'encéphalite aiguë
hémorragique. Un certain nombre d'entre elles seulement nous paraissent devoir être rapportées à la
grippe.

***

En résumé, l'histoire du méningisme dans la grippe
doit être divisée en trois grandes périodes : la première qui va de l'antiquité jusqu'à l'épidémie de

---

(1) Vigne. *Relation d'une épidémie de méningite cérébro-spinale*. Th. de
Paris, juin 1895.

(2) Oppenheim et Fürbringer. *Deutsch. medicin. Wochens.*, 1895, n° 11.

1837, où l'on décrit les symptômes sans les rapporter très précisément aux centres nerveux ; la seconde qui va de 1837 à 1887, pendant laquelle on apporte une plus rigoureuse exactitude dans la détermination anatomique des symptômes observés. Le début de la troisième période, qui est la période contemporaine, qu'on pourrait appeler microbiologique, est indiqué par la thèse de Ménétrier qui signale pour la première fois la découverte du pneumocoque dans les centres nerveux d'un individu mort de pneumonie grippale et de méningite.

CHAPITRE Ier

Considérations générales sur le méningisme dans la grippe.

I

Nous ne reviendrons pas sur la définition du méningisme, sur laquelle nous nous sommes étendu dans l'historique précédent.

Nous avons vu que depuis longtemps, au cours des épidémies de grippe, on avait observé ce syndrome dans une foule de circonstances. Nous devons chercher quel en a été, dans ces différents cas, le déterminisme précis.

La grippe peut, à elle seule, provoquer le méningisme ; mais elle peut n'en être qu'indirectement la cause, en facilitant l'action d'autres agents pathogènes. Celui qui désire classer les cas nombreux publiés jusqu'à ce jour pourrait être tenté de prendre pour base primordiale la spécificité des microbes, auteurs responsables des symptômes observés. Il est cependant une autre espèce de classification, qui, pour le moment du moins, nous semble préférable, parce qu'elle répond aux réalités de la pratique médicale : c'est celle qui prend pour base l'état anatomique des centres nerveux. Lorsqu'un médecin sera appelé au lit d'un malade en proie aux symptômes si alarmants qui composent le méningisme, sur quoi portera sa principale hésitation? Sera-t-elle relative au traitement? Nous ne le pensons pas. Comme le dit M. E. Dupré, « le traitement des méningites aiguës n'est pas long à exposer. Peu d'affections, en effet, échappent aussi complètement à l'action thérapeutique. » Quand il aura combattu la congestion et l'inflammation de l'encéphale au moyen de dérivatifs et de révulsifs (glace sur la tête, vésicatoires à la nuque, sangsues aux apophyses mastoïdes, calomel à l'intérieur, sinapismes aux jambes) ; quand il aura calmé la douleur avec du chloral ou de l'opium, la fièvre avec les antithermiques ou des bains froids, ou bien prescrit le traitement antisyphilitique, il aura à peu près épuisé les ressources de la thérapeutique médicale vis-à-vis des méningites aiguës ; il ne lui restera plus qu'à espérer d'avoir tenté ou peut-être aidé la nature. Cependant, il est un point sur lequel il devra heureusement hésiter et sur lequel il sera bien vite interrogé par l'entourage du malade, qui connaît, ou devine à l'intensité des symptômes, la possibilité d'une issue fatale ; ce chapitre, c'est celui du pronostic : le malade doit-il succomber ou reste-t-il pour lui quelque espérance ? Sauf le cas de méningite tuberculeuse, la réponse ne peut, selon nous, être basée que sur un diagnostic anatomique ; plus la lésion sera profonde, plus le pronostic sera grave. Nous pensons que, par une analyse patiente des faits, on arrivera à découvrir dans la marche, dans l'intensité des symptômes, des différences en rapport avec les divers états anatomiques des méninges, du cerveau ou de la moelle épinière. C'est pourquoi, malgré la réserve à apporter dans ces questions lorsqu'il s'agit du système nerveux, nous

avons cru pouvoir adopter pour base première, dans
la classification des faits que nous avons pu réunir,
une base anatomique. Notre classification, comme
toute œuvre artificielle et provisoire, pèche évidemment par quelques points; nous la présentons, cependant, parce qu'elle nous paraît répondre aux besoins
principaux de la pratique actuelle.

II.

Comme conséquence de tout ce qui précède, nous
admettrons une distinction première : celle du *méningisme fonctionnel* et du *méningisme anatomique*.

Il convient de bien préciser ce que nous entendons
par méningisme fonctionnel. Dire que les lésions
puissent jamais manquer, serait affirmer qu'il est des
effets sans cause ; nous pensons au contraire que les
lésions sont constantes ; mais il est des cas où elles
sont d'une nature si passagère et si intime, qu'elles
ne peuvent être décelées par les moyens d'investigation dont on dispose actuellement. La substance
qui constitue les centres nerveux est autrement délicate et complexe que celle dont est formé un muscle
par exemple. Tandis qu'il faut un traumatisme mécanique, thermique ou électrique assez important pour
déterminer une contraction musculaire, il suffit d'un
simple traumatisme chimique pour provoquer de violentes réactions nerveuses. Par les termes de *méningisme fonctionnel*, nous avons voulu simplement
exprimer cette disproportion considérable entre la
cause, c'est-à-dire la lésion, et l'effet, c'est-à-dire le
symptôme.

Le méningisme anatomique se définit de lui-même, étant donné ce qui précède : c'est celui qui coïncide avec certaines lésions des centres nerveux, microscopiquement ou macroscopiquement appréciables par nos moyens actuels d'investigation.

En établissant la distinction précédente, nous n'avons fait qu'exprimer à l'aide de mots nouveaux ce qu'avait dit très nettement déjà M. le professeur Brun dans son travail sur les « manifestations nerveuses de la grippe ». Elle n'est non plus que le corollaire d'une autre distinction sur laquelle M. le professeur Pierret a si souvent insisté dans ses cours magistraux et dans les travaux qa'il a publiés ou inspirés (1). Nous voulons parler de la différenciation pathogénique qu'il importe d'établir parmi les déterminations cérébro-spinales des maladies infectieuses, entre celles qui sont dues à une « intoxination » et celles qui sont le fait de colonies microbiennes fixées dans les centres nerveux. C'est dire que nous attribuons aux toxines bactériennes les cas de méningisme fonctionnel observés au cours de la grippe.

III

Le méningisme fonctionnel existe dans la grippe.

Depuis longtemps, on savait par quelques nécropsies que le syndrome caractéristique de la méningite pouvait survenir au cours des maladies infectieuses, sans s'accompagner des lésions habituellement observées

---

(1) Belous. *Pathogénie des maladies infectieuses dans leurs manifestations nerveuses* (Thèse de Lyon, 1888).

dans cette affection. On avait eu d'autre part, dans les mêmes maladies, l'occasion d'assister à une évolution définitivement bénigne des mêmes accidents cérébro-spinaux, et l'on avait conclu, que, dans ces derniers cas comme dans les premiers, les lésions ordinaires de la méningite avaient manqué. C'est ce qu'ont fait récemment encore, à propos de la pneumonie, MM. Hutinel et Grasset, qui se sont basés, dans l'espèce, sur les nécropsies absolument négatives rapportées par MM. Belfanti, Claisse, Auscher et Bergé.

Dans la grippe, en particulier, maladie infectieuse au premier chef, on avait observé avec une fréquence toute spéciale ces accidents méningés à évolution bénigne. Ce fait n'a rien qui puisse nous surprendre, puisque la grippe, selon l'opinion dès longtemps exprimée par Baillou et répétée si souvent depuis (1), peut être considérée comme une maladie infectieuse à détermination cérébro-spinale. Mais on manquait de bases empruntées à la médecine expérimentale ou à l'anatomie pathologique, pour pouvoir, dans ces cas, nier l'existence des lésions de la méningite. On devait se borner à raisonner par analogie.

La découverte du microbe de la grippe et l'étude toute spéciale, qui en fut faite par MM. Teissier, Roux et Pittion, apportèrent des éléments nouveaux permettant de prévoir la solution du problème dans un délai assez rapproché. On se rappelle que, dans le travail

---

(1) Lombard (de Genève), Petrequin, Broussais, Vigla, Landau, Graves, Raige-Delorme, Landouzy, Huchard, etc.

d'ensemble publié par les auteurs lyonnais (*voir les Archives de médecine expérimentale*, juillet 1892), ils signalaient les effets des sécrétions du microbe qu'ils avaient isolé : « Ces effets, disaient-ils, semblent relever plus particulièrement de l'action des toxines sécrétées par les microorganismes ; l'existence de ces toxines est même mise en évidence par quelques-unes de nos expériences ; elles semblent, dans certains cas, avoir une action prédisposante et accentuer l'action d'une seconde inoculation, quand cette dernière est faite dans un laps de temps assez rapproché de la première ; les toxines sont susceptibles de produire les désordres les plus grands tels que des accidents gangréneux. »

Ces premiers résultats ont été confirmés depuis par M. Jarron (d'Alger) dans sa thèse inaugurale (1). Dans une série d'expériences, M. Jarron a cherché à démontrer l'existence des toxines de la grippe dans les urines et les crachats des malades qu'il a eu l'occasion d'observer. Il a établi : 1° que le sang des grippés contient du microbe spécifique la forme streptobacillaire, au moment de l'acmé fébrile ; 2° que leurs urines contiennent la forme diplobacillaire au moment de la défervescence ; 3° que ces urines, privées de leurs microorganismes par le naphtol, possédaient un pouvoir toxique excessif : 0,775 (2) ; 4° que les

---

(1) Jarron. *Contribution à l'étude bactériologique de la grippe*. Thèse de Bordeaux, 1893.

(2) L'une de ces expériences a été faite avec les urines d'un malade qui avait présenté des accidents méningés et dans le sang duquel le diplobacille de la grippe avait été observé.

crachats des grippés contenaient le diplobacille de la grippe ; 5° que ces crachats, comparés aux crachats recueillis dans diverses affections pulmonaires avaient un pouvoir toxique considérable ; 6° que l'injection intraveineuse des crachats délayés et stérilisés par le naphtol déterminait chez les lapins des accidents d'ordre nerveux de même nature que ceux provoqués par l'injection des cultures pures stérilisées ; dans un cas comme dans l'autre, les courbes thermiques étaient semblables à celle fournie par l'observation des malades atteints de grippe ; elles présentaient le V caractéristique. M. Jarron concluait en ces termes : « *La grippe est le résultat d'une intoxication par les produits sécrétés par le diplobacille* » ; et, s'expliquant sur le caractère spécial des toxines contenues dans les crachats des grippés (qu'il identifiait, nous l'avons vu, avec celles des cultures pures du microbe), il disait encore : « *Ces toxines paraissent agir principalement sur le système nerveux et produisent la dyspnée, le myosis et les convulsions* ». Notons enfin qu'à l'autopsie des lapins en expérience, aucune lésion n'a jamais été constatée du côté des centres nerveux.

La médecine expérimentale fournissait donc des résultats rendant plus que probable l'existence du méningisme fonctionnel grippal, dû aux toxines secrétées par le microbe spécifique.

Cet hiver, dans le service de M. le professeur agrégé Roque, nous avons eu l'occasion d'observer un malade atteint de grippe, qui présenta pendant quelques jours des symptômes méningitiques et succomba inopinément avec des signes d'asphyxie, alors qu'une amélioration des symptômes nerveux s'était nettement dessinée. A l'autopsie, les centres nerveux apparurent sains de toute lésion méningitique ; la congestion même des méninges faisait défaut. En revanche, dans l'oreillette droite, dans le tronc de l'artère pulmonaire, dans la veine cave supérieure et jusque dans le tronc brachio-céphalique droit, se trouvait un dépôt fibrineux, expliquant les symptômes asphyxiques observés pendant l'agonie.

Ce cas, dont M. le professeur agrégé Roque a fait le sujet de l'une de ses plus intéressantes cliniques, et dont il a très bien voulu nous réserver la publication, démontrait pour la première fois, anatomiquement parlant, l'existence d'un méningisme fonctionnel, d'origine grippale. Nous n'hésitons pas à la reproduire dans cette étude, comme document fondamental permettant, croyons-nous, d'affirmer ce que faisait supposer l'observation clinique et anatomopathologique des maladies infectieuses en général et de la grippe nerveuse en particulier, ce que les recherches expérimentales de MM. Teissier, Roux, Pittion et Jarron avaient indiqué comme extrèmement probable.

OBSERVATION 1

(Communiquée par M. le Professeur agrégé ROQUE).

Grippe. Méningisme. Accidents asphyxiques terminaux. A L'AUTOPSIE MACROSCOPIQUE : Intégrité absolue des centres nerveux ; caillots fibrineux dans le cœur droit, l'artère pulmonaire et la veine cave supérieure.

C... (Jean-Marie), 46 ans. Entré, le 7 février 1895, salle Saint-Augustin.

Mère morte à 38 ans de fièvre typhoïde. Père mort à 90 ans.

Un frère mort à 23 ans d'une affection indéterminée. Deux autres frères et une sœur vivants et bien portants.

A 6 ans, fièvre typhoïde. A 20 ans, kératoconjonctivite gauche qui guérit bien. Le malade tousse tous les hivers depuis longtemps. Il est marié, sans enfants ; pas de syphilis, alcoolisme léger.

La maladie actuelle a débuté le 1er janvier 1895 par de la céphalée, de la faiblesse générale, des courbatures, des frissons, de l'inappétence.

22 janvier. — Ces symptômes persistent ; apparition de douleurs subaiguës dans les hanches et dans les genoux.

7 février. — A l'entrée, le malade est cyanosé ; il est en proie à un violent frisson, ses extrémités sont froides. Au niveau des hanches et des genoux, douleurs très modérées, ne se manifestant qu'à l'occasion des mouvements ; ni rougeur, ni tuméfaction.

Dyspnée intense, thorax peu déformé. Sonorité exagérée aux deux bases. En avant, diminution considérable de la respiration, quelques râles ronflants et sibilants. En arrière, aucun râle ; mais obscurité respiratoire absolue au sommet droit ; partout ailleurs le murmure vésiculaire est très considérablement affaibli.

La pointe du cœur ne peut être localisée très précisément ; mais le maximum d'ébranlement de la paroi thoracique correspond à l'appendice xyphoïde. Les bruits sont normaux à tous les foyers.

Langue saburrale au centre, rouge à la pointe et sur les bords.

Pas d'albumine dans les urines. T. 37°,8.

8. — T. 37°.

12. — Le malade ne marche qu'avec peine, comme sur des piquets, avec des tremblements dans les membres inférieurs ; toute excitation mécanique ou thermique détermine des tremblements dans les muscles des deux cuisses et des deux jambes ; mais il n'y a pas de tremblements fibrillaires. Pas d'atrophie des membres inférieurs ; mais les masses musculaires sont flasques, sans tonicité. Les réflexes rotuliens ne sont pas exagérés. Très légère prédominance du réflexe à gauche. Pas de trépidation épileptoïde ; sa recherche détermine une légère douleur dans le genou gauche. Le réflexe plantaire existe des deux côtés. Au niveau du mollet gauche, on note l'existence d'une plaque où la sensibilité à la piqûre est notablement diminuée, sans altération en ce point de la sensibilité thermique. Douleur provoquée par la pression dans les masses musculaires du mollet et de la région antérieure de la cuisse du côté gauche.

28. — Le malade est tombé dans un certain état d'hébétude. Léger *subdelirium*. En même temps *strabisme convergent* par paralysie des moteurs oculaires externes. *Diplopie*, légère *dilatation pupillaire. Nystagmus.* Depuis trois jours on note des *vomissements à type cérébral*, se produisant sans effort. Le malade accuse une forte *douleur frontale* empêchant le sommeil. Au repos, les membres inférieurs étant allongés, les pieds tombent dans une demi-extension.

3 mars. — Subdelirium net. Persistance du nystagmus. Les troubles de la vue et la paralysie des moteurs oculaires externes s'accentuent. Pas de température.

7. — Le malade se plaint de céphalée. Les symptômes séculaires persistent. Troubles psychiques : le malade a oublié son âge, son lieu de naissance, la durée de son séjour à l'hôpital. Toutefois il marche mieux, il n'y a plus de troubles de la sensibilité. T. s. 37°,8. TRAITEMENT : Application de sangsues aux tempes.

9. — La céphalée devient intense ; et cependant les signes oculaires se sont amendés, le délire semble avoir diminué ; le malade se rend mieux compte de ce qui se passe autour de lui. Pas d'écoulement purulent, soit du côté du nez, soit du côté des oreilles. T. m. 37°,2 ; T. s. 38°,2. TRAITEMENT : glace sur la tête.

10. — T. m. 37°,2 ; T. s. 37°,6.

11. — T. m. 37°,5 ; T. s. 38°.

12. — T. m. 38°,1 ; T. s. 38°,5.

13. — Le matin, la température qui montait depuis deux jours d'une façon continue atteint 39°,5. Le malade est dans un état subcomateux qui lui permet cependant encore de répondre quand on l'interpelle. Le délire persiste. Pouls irrégulier, très fréquent. Langue grillée.

A cinq heures du soir la température atteint 40°,2. Le malade est sans connaissance. Cyanose intense de la face, sans œdème, ni des membres supérieurs, ni des membres inférieurs ; stertor.

14. — Le malade est mort ce matin à sept heures. Autopsie pratiquée vingt-neuf heures après la mort. Cadavre bien conservé. A l'ouverture du thorax et du ventre, intestins vides, blottis contre la colonne vertébrale et dans l'excavation pelvienne. Symphyse pleurale lamelleuse presque complète. Les poumons présentent un peu de congestion sur leurs bords postérieurs, mais partout ils crépitent bien. Les reins sont congestionnés, mais lisses, sans lésions macroscopiquement appréciable.

Au cœur aucune lésion d'orifice ; à peine une lunule athéromateuse à l'insertion des sigmoïdes aortiques. Pas de dilatation, ni d'hypertrophie des parois ; mais on trouve dans l'oreillette droite un caillot blanchâtre en forme de carte à jouer ; sa pointe repose sur la valvule tricuspide, sa base est prolongée latéralement par deux cornes ; la gauche, la plus longue, pénètre par la veine cave jusque dans le tronc brachio-céphalique droit ; l'artère pulmonaire est également occupée par un caillot cylindrique blanc qui va s'enchevêtrer jusque dans les cordages de la tricuspide ; ce caillot ne s'étend à aucune des bifurcations intrapulmonaires de l'artère.

A l'ouverture du crâne, on observe que *les méninges sont intactes partout à la convexité comme à la base.* Les vaisseaux de la pie-mère n'offrent même pas une vascularisation plus marquée. Il n'y a pas d'épanchement sous-pie-mérien. Les confluents de la base ne contiennent ni exsudat, ni liquide louche. Les artères du cerveau ne présentent pas le moindre degré d'athérome. Les coupes de Pitres faites régulièrement sur les deux hémisphères n'ont rien révélé. Le bulbe extérieurement n'offre rien d'anormal. Les coupes transversales de la protubérance et du bulbe faites de haut en bas, à quelques millimètres d'intervalle, ne décèlent aucun foyer d'hémorragie ou de ramollissement.

En résumé, l'histoire de ce malade comprend trois périodes : dans la première, qui va jusqu'au 25 février, il s'agit de grippe banale, avec prédominance toutefois de certains phénomènes nerveux, sensitifs et moteurs ; la seconde est caractérisée par un méningisme des plus nets sans hyperthermie ; cette période semble devoir se terminer par la régression des phénomènes méningitiques, quand survient, le 11 mars, la troisième période, caractérisée par l'apparition d'un état typhoïde et par l'ascension continue de la température jusqu'à 40°,2 (la veille de la mort) ; finalement, la mort survient le 14 mars après des symptômes asphyxiques. Pour nous, ce malade est mort, non par le cerveau, mais par l'obstruction apportée au cours du sang dans les gros vaisseaux et dans le cœur ; peut-être s'agit-il là d'une coagulation déterminée par une embolie septique ; l'ascension thermique observée dans la troisième période de la maladie semble l'indiquer ; quoiqu'il en soit, l'évolution de l'affection méningée a été coupée court, a été tronquée, au moment où elle semblait devoir guérir, par un incident fatal, étranger aux accidents nerveux primitifs.

C'est pourquoi l'autopsie macroscopique des centres nerveux a été si complètement négative : la congestion, qui peut-être avait existé à un moment donné, n'a pu être constatée.

Avant de terminer ces considérations générales sur le méningisme fonctionnel dans la grippe, nous pensons qu'il convient de faire les restrictions suivantes :

Dans bien des cas, les toxines grippales ne doivent pas être exclusivement incriminées ; les accidents observés peuvent être déterminés en partie ou aggravés par l'addition de divers poisons. Ce seront d'abord des poisons d'origine microbienne. Nous devons insister ici sur l'action des toxines pneumoniques, dont l'influence a été nettement mise en relief par les observations de MM. Belfanti, Hutinel, Claisse, Auscher et Bergé. Ce seront encore des poisons qui résultent de la désassimilation organique et s'éliminent imparfaitement au niveau du rein altéré (néphrite grippale) ; ce seront les poisons dus à la résorption intestinale (constipation du méningisme) ; ce seront enfin les poisons d'origine externe, tels que l'alcool, le plomb, la morphine.

Il faut également considérer les prédispositions nerveuses de chaque individu. Dans un certain nombre de cas, ses antécédents, qui peuvent être, par exemple, ceux d'un hystérique ou d'un épileptique (1), éclaireront le diagnostic pathogénique, et en même temps le pronostic.

IV

Comme le dit très justement M. Vigne dans sa thèse « la grippe est doublement coupable. Elle produit un certain état morbide, et elle en favorise d'autres. On peut lui intenter deux sortes de procès : les uns pour les crimes qu'elle commet directement, les autres pour ceux dont elle se rend complice. »

Nous montrerons ultérieurement, par une série d'observations, que la grippe peut amener par elle-même non seulement des accidents cérébraux légers dus à une intoxication, mais des troubles redoutables, correspondant à des lésions graves et fatales des centres nerveux ; ce sont des lésions de méningite ou d'encéphalite aiguë hémorragique.

---

(1) Peut-être faut-il même faire rentrer ce dernier cas dans celui des autointoxications. Les recherches de M. Féré sur les urines des épileptiques semblent devoir nous y engager.

Cependant, à côté de ces effets directs du microbe de la grippe, il en est d'autres, aussi intenses et au moins aussi graves, qui peuvent être déterminés par des agents pathogènes appelés par l'influence épidémique.

Nous tenterons de préciser quelle est la nature de cette dernière ; mais auparavant, nous désirons faire observer que, d'après leur structure anatomique et leurs propriétés physiologiques normales, les méninges sont tout spécialement prédisposées aux infections microbiennes secondaires : cette prédisposition particulière, M. Dupré l'explique non seulement par une propriété générale des séreuses, mais encore « par l'extrême richesse et la disposition flexueuse du réseau vasculaire méningé, qui multiplient les voies anatomiques de l'infection et les chances de l'inoculation de la séreuse ; car le ralentissement relatif de la circulation prolonge le contact des bactéries avec les membranes méninges (1). » M. Chauveau a d'ailleurs démontré en 1850, dans une série d'expériences faites au moyen du *bacillus anthracis*, la propriété qu'a la pie-mère de rester un terrain de développement pour les microbes, alors que le reste de l'organisme est réfractaire à la virulence de ces derniers.

Si telle est la prédisposition des méninges en temps normal, quelle ne doit-elle pas être lorsque sévit une épidémie qui a pour caractéristique de les développer toutes ?

Quant au mécanisme suivant lequel la grippe, en

---

(1) Dupré. *Manuel de médecine de Debove-Achard*, t. III.

particulier, favorise l'invasion des méninges par les agents pathogènes si divers qu'on y a rencontrés, nous pensons qu'il ne doit pas être tout à fait simple ; en premier lieu, les circonstances extérieures, qui ont amené l'épidémie, peuvent avoir augmenté la réceptivité de ces membranes, et surtout, comme l'a indiqué M. le professeur Bouchard, accru la virulence de microbes, tels que le pneumocoque, le streptocoque, le staphylocoque ; ensuite les toxines sécrétées, par l'agent spécifique de la grippe, peuvent, en agissant sur le système nerveux périphérique, créer une atonie générale des organes, favorable à leur envahissement par les microorganismes les plus divers ; enfin, le diplobacille lui-même, ayant colonisé dans les méninges, peut, comme l'ont montré MM. Trouillet et Esprit, appeler à son aide d'autres espèces bactériennes, et de complicité avec elles, déterminer les lésions de la méningite.

Nous pensons cependant que, dans la plupart des cas, l'effet indirect produit par la grippe doit être rapporté à l'action des toxines spéciales sur le cerveau et sur la moelle, dont elle détruit ou affaiblit les propriétés d'initiative. Baillou disait déjà à propos de l'épidémie de 1576 : « Le cerveau est débandé » ; par l'effet de l'intoxication grippale, les centres nerveux n'étant plus capables que de perceptions inexactes, ne sont plus renseignés précisément sur l'état des organes ; ayant perdu toute énergie, ils ne sont plus à même de dispenser à ceux-ci le « tonus » sans lequel ils ne peuvent tenir en échec la menace incessante des agents extérieurs : c'est pourquoi les réactions organiques deviennent inopportunes et surtout insuffisantes. Comme le disait Broussais en 1837, le malaise vient du système cérébro-spinal qui est partout , la fatigue n'est qu'une affection du système nerveux prolongée dans toutes les parties du corps. » Le résultat fatal de cette modification intense sera l'invasion générale des organes par les agents pathogènes de toute nature. On s'explique aussi la variété des manifestations et des complications de la grippe, autant au point de vue de leur localisation que de leurs causes spécifiques ; on s'explique encore de la même façon ces cas de tuberculose aggravée par la grippe, déjà signalés par Hippocrate à propos de l'épidémie de Périnthe.

Cette conception, que dans le cas particulier nous appliquerons aux enveloppes mêmes des centres nerveux, semblera évidemment hypothétique, mais elle rend compte des faits si multiples qui ont été observés ; elle rend compte de cette multiplicité même ; elle concorde avec l'opinion de ceux qui, ayant bien étudié la grippe, ont déclaré qu'elle semblait être une maladie à détermination cérébro-rachidienne. Nous invoquerons en sa faveur les résultats des recherches de M. Jarron et nous rappellerons surtout que M. le professeur Teissier s'exprimait en ces termes au sujet des toxines de la grippe, dans le travail d'ensemble qu'il a publié en 1892 avec MM. Roux et Pillion : « Les toxines semblent dans certains cas avoir une action prédisposante et accentuer l'action d'une seconde inoculation quand cette dernière est faite dans un temps assez rapproché de la première ».

CHAPITRE II

Variétés du méningisme fonctionnel
dans la grippe.

La céphalalgie, les vomissements et la constipation sont les trois symptômes essentiels dont l'association, désignée autrefois sous le nom de trépied méningitique, constitue le fond même du méningisme. A côté de ces signes principaux, on observe constamment une symptomatologie d'ordre secondaire, dont la nature, éminemment variable, concourt à lui donner dans chaque cas une physionomie particulière.

Cette symptomatologie tire sa variété de son origine même : elle n'est pas directement liée aux modifications pathologiques des méninges; mais, comme le dit M. Dupré, elle a « pour trait caractéristique qu'elle emprunte à la souffrance des organes sous-jacents presque tous les éléments de son expression ». Aussi est-il rationnel de grouper les différentes variétés cliniques du méningisme, d'après le point de départ vraisemblable des symptômes. Une première distinction s'impose alors, celle du *méningisme cérébral* et du *méningisme spinal*, correspondant à une prédominance des symptômes, soit du côté du cerveau, soit du côté de la moelle. Dans les cas les plus complexes, le méningisme prendra la forme *cérébro-spinale*. Quant à la nature particulière des symptômes observés, qu'ils soient l'indice d'une excitation ou d'une dépression, elle dépendra exclusivement des fonctions spéciales aux territoires nerveux intéressés.

I. — MÉNINGISME CÉRÉBRAL

Bien que le trouble physiologique, d'ordre circulatoire ou toxique, d'où procèdent les manifestations cérébrales de la grippe, ne se cantonne qu'exceptionnellement à l'un ou à l'autre des divers segments de l'écorce, on peut dans bien des cas noter une prédominance d'une certaine catégorie de signes ou la présence de quelques symptômes de nature très spéciale, dont la nature suffit à donner au méningisme une physionomie particulière. C'est avec cette idée que nous avons entrepris l'énumération systématique qui va suivre.

1° *Observations caractérisées par une prédominance des symptômes méningitiques de la convexité.*

Dans les observations qui vont suivre, on observera le plus souvent, à côté des symptômes méningitiques de la base, contingents d'ailleurs, des signes constants pouvant être rattachés à la convexité.

a) *Prédominance de l'élément moteur.*

α) *Troubles de la parole.* — Dans une première série de cas, on note des symptômes d'ordre psycho-moteur (aphasie : Obs. II, IV et V. — paraphrasie : Obs. III) ou véritablement moteur (alalie : Obs. VI), les troubles du langage s'accompagnent d'autres symptômes intéressant la motilité des membres (monoplégie faciale droite : Obs. II), celle des yeux (Obs. III et IV) ou l'une et l'autre à la fois (Obs. V). Dans l'observation VI, nous trouvons signalé le syndrome « labio-glosso-laryngé » ; nous pensons qu'il doit être d'origine cérébrale ; les noyaux bulbaires qui commandent aux organes intéressés par ce syndrome sont si voisins de ceux du pneumogastrique, que des accidents syncopaux ou dyspnéiques eussent accompagné les autres symptômes, si le bulbe eût été leur véritable point de départ. Nous rapprocherons ce cas des cas précédents, où les troubles oculaires étaient bien peut-être, eux aussi, d'origine corticale ; cette opinion s'accorde avec l'état cérébral grave, noté dans toutes ces observations. M. le Professeur Lépine a, d'ailleurs, depuis longtemps appelé l'attention sur la paralysie labio-glosso-laryngie pseudo-bulbaire. Nous citerons plus loin plusieurs observations où le point de départ probable des accidents devait être, au contraire, rapporté au bulbe.

OBSERVATION II

OPPENHEIM. (*Deutsche medicin. Wochens.*, 1895, n° 6.) (Traduite et résumée).

Grippe. Perte de connaissance. Monoplégie brachio-faciale. Aphasie. Guérison.

Jeune femme qui, à la fin de novembre 1891, prit l'influenza. Du 8 au 12 décembre, malaises, *céphalalgie*, hébétude, désordre intellectuel.

La température s'éleva à 39° le soir et le 15 au matin survinrent des *convulsions* dans la moitié droite de la face et dans le bras droit avec *perte de connaissance*. Quand la malade revint à elle, il persistait de l'*aphasie* et de la *monoplégie facio-brachiale droite*. La température ne s'éleva pas le jour suivant au dessus de 38°,5 et devint ensuite à peu près normale.

L'amélioration commença la quatrième semaine, mais la guérison ne fut pas complète avant huit mois.

OBSERVATION III

(Th. de Lestra : Obs. XVI ; communiquée par M. le Professeur TEISSIER).
(Résumée).

Grippe. Méningisme. Paraphrasie. Paralysies oculaires. Guérison.

M... Berthe, 40 ans, entrée le 16 mars 1892. Pas d'antécédents personnels ni héréditaires. Grippe ayant débuté il y a dix jours par les symptômes habituels ; un seul vomissement ; légère constipation.

A l'entrée, *céphalalgie* légère. Agitation. La malade *dit un mot pour l'autre*. Pupille droite plus dilatée que la gauche. Hyperesthésie musculaire. Aux poumons on note une respiration très obscure dans la fosse sus-épineuse droite en arrière.

18 mars. — *Parésie* du droit externe du côté droit. *Pouls irrégulier. 19.* — *Ptosis* de la paupière supérieure gauche.

OBSERVATION IV

PERRENOT. (Th. de Lestra : Obs. X.) (Résumée).

Grippe. Méningisme. Hallucinations. Aphasie. Troubles oculaires. Guérison.

Edmond, âgé de 3 ans ; pas d'antécédents. Du 24 décembre au 2 janvier, pneumonie du sommet droit ayant débuté par un état grippal.

2. — Chute de la fièvre et disparition presque complète de la pneumonie. — Le 3, *céphalalgie*, agitation. — Le 4, *hallucinations; perte de la parole*, pas de paralysies des membres ; *déviation des yeux en haut et à droite, dilatation pupillaire.* A partir du 5, amélioration progressive ; mais la parole ne revient que le 7. — *20.* Eruption tardive du type vésiculeux.

OBSERVATION V

PERRENOT. (Th. de Lestra : Obs. VIII.) (Résumée).

Grippe. Méningisme. Aphasie. Parésie du bras gauche. Troubles oculaires. Guérison.

Clotilde , 25 mois. Le 10 décembre, fièvre légère. Le lendemain, éruption érythémateuse fugace. Un peu de fièvre. Toux légère.

Céphalalgie. Constipation. Le 22, après une période où l'amélioration générale (plus de fièvre) avait coïncidé avec une accentuation des signes bronchitiques, apparaît un état cérébral grave ; stupeur, *pupilles dilatées, peu sensibles à la lumière;* regard fixe ; *déviation des globes oculaires en haut et à droite ;* pas de vomissements. *Perte absolue de la parole.* Le 27, une broncho-pneumonie se déclare. *Parésie du bras gauche.*

9 janvier. — Amélioration du côté des organes thoraciques. A partir du 15, les accidents cérébraux s'atténuent et deviennent intermittents (phénomènes oculaires); la parésie brachiale s'amende ; mais ce n'est que vers la mi-février que l'enfant a pu articuler quelques mots. Guérison.

OBSERVATION VI

Communiquée par M. le Professeur agrégé ROQUK. (Inédite.)

Grippe. Méningisme. Troubles de la parole. Syndrome labio-glosso-laryngé. Tremblement des doigts. Guérison.

X..., 28 ans ; entré le 5 février. Père mort apopiectique à 53 ans. Mère morte à 62 ans, ayant toussé pendant huit ans. Sept frères ou sœurs en bonne santé. Rougeole à 8 ans. Pas de syphilis. Un verre de blanche à jeun; pas d'alcoolisme net.

1er janvier. — Il prend froid à l'enterrement de sa mère ; il a des frissons ; céphalée, courbature, toux, expectoration. Le malade garde la chambre cinq jours, puis se remet au travail, mais reste faible et perd l'appétit. Au bout de quinze jours, vers le 25 janvier au soir, surviennent des frissons répétés, de la céphalée frontale, des douleurs vives au niveau des globes oculaires, des courbatures dans les mollets et les lombes. Le malade dut s'aliter à partir de ce moment. Il était pris de frissons continus, alternant avec des périodes de sudation abondante.

A l'entrée, le 5 février, le malade est pâle, il a le facies grippé ; la langue n'est pas étalée, elle est sèche. La prostration est extrême ; les yeux sont constamment fermés ; les douleurs sont très vives dans la région frontale. Le malade peut à peine répondre aux questions, il a la *parole traînante, hésitante ;* son entourage assure qu'antérieurement elle n'avait pas ce caractère. Presque rien à l'auscultation du poumon : quelques râles vibrants ; rien au cœur. Ventre souple, indolent, sans taches rosées. Température normale. Un peu d'albumine dans les urines. On note un *tremblement très marqué de la langue* tirée hors de la bouche. Les *doigts étendus sont aussi animés d'un tremblement* à oscillations manifestement plus amples que celles du tremblement alcoolique. Le malade ne peut prendre à la main ni un verre, ni une écuelle. On a peine à lui faire exécuter un mouvement. Rien de particulier au niveau des membres inférieurs. Sueurs profuses de onze heures à cinq heures du soir, on a dû changer le malade dont le matelas était traversé.

6. — La température reste normale. L'état de prostration s'accentue. Le malade ne reconnait plus personne. Il se plaint continuellement. Subdelirium. Le tremblement au niveau des membres supérieurs s'accentue. La *parole devient incompréhensible*. Outre le tremblement de la langue, on observe de la *trémulation des lèvres*; le malade ne *peut plus siffler* et parait avoir une *paralysie de son orbiculaire*. Il *s'étrangle en buvant*, et *semble avoir de la paralysie du voile du palais*; il a *perdu ses urines* cette nuit, et urine sous lui dans la journée sans s'en rendre compte. La vessie est très grosse; par le cathétérisme on extrait un litre d'urine sans albumine. Le malade peut toujours se tenir debout; toujours rien du côté des membres inférieurs; *raideur de la nuque*. Tous les mouvements imprimés à la tête sont douloureux. Photophobie; les yeux sont constamment fermés.

7. — T. 36°,8. La parole est peut-être un peu moins hésitante, moins trainante. Le tremblement persiste, au niveau de la langue, des lèvres et des membres supérieurs; prostration toujours très vive; mais subdelirium moins accentué. Le malade gâte et perd ses urines.

9. — La température se maintient à 37°. Le malade ne gâte plus, il parle mieux. La parésie du voile du palais a notablement diminué. Le tremblement persiste toujours. Les sueurs ont cessé. Le malade se sent mieux.

11. — Hier soir, brusque poussée de température à 39°,4. Agitation, *carphologie*, *délire bruyant*, grand frisson. A quatre heures du matin, après une sudation très abondante, la température est tombée à 36°,7. Aujourd'hui, plus d'incontinence ; mais le tremblement persiste ainsi qu'une très grande faiblesse. Le malade répond très bien aux questions.

13. — La température n'est pas remontée. L'état général est amélioré. La céphalée et la photophobie ont diminué. Le malade garde encore du tremblement, moins marqué il est vrai, du côté des membres supérieurs et surtout aux lèvres.

21. — Grande amélioration. Le malade se lève, peut se servir de ses membres supérieurs bien qu'il y persiste encore un léger tremblement. Plus de douleur ni de raideur de la colonne cervicale, plus de céphalée ; sommet bon. Le voile du palais semble bien se contracter, mais le malade s'étrangle quelquefois encore en buvant. Les troubles de la parole persistent.

27. — Le malade se considère comme guéri et demande sa sortie bien qu'il persiste encore un peu de tremblement de la langue et des lèvres et que la parole reste embarrassée.

b.) *Troubles moteurs du côté de la face, des yeux et des membres.*

Dans les observations qui suivent, les symptômes moteurs sont accompagnés d'un état cérébral grave (délire, hallucinations, ou au contraire, perte de connaissance, coma) indiquant leur origine la plus probable. Dans les observations VII et VIII, les accidents sont localisés aux muscles de la face et dans les deux suivantes aux muscles masticateurs ; ils peuvent encore prédominer aux membres supérieurs (obs. XI) ; dans l'observation XII, d'abord convulsifs et localisés aux membres supérieurs, ils deviennent paralytiques et généralisés en même temps qu'apparaît un état apoplectiforme. Les cas rapportés par les observations XIII et XIV sont plus complexes ; dans la pre-

mière, il s'agit d'une déviation conjuguée de la face
et des yeux accompagnée d'un état semi-comateux ;
dans la seconde, on note une association, plus complexe encore, de troubles moteurs des yeux, de la
face et des membres du même côté, également accompagnée d'un état cérébral grave, rappelant l'apoplexie. Dans l'observation XIII, on signale des douleurs névralgiques de la face, prédominant d'un côté,
ayant précédé des accidents moteurs et subsisté quelque temps après eux.

OBSERVATION VII

ALISON (*Arch. de méd.*, 1890.) (Résumée).

*Grippe. Méningisme. Convulsions des muscles de la face. Congestion pulmonaire.
Guérison.*

D... Henri, 16 ans, interne au collège de L... où beaucoup de
ses camarades sont grippés ; arthritique, surmené intellectuellement
depuis quinze mois, ayant un père obèse, furonculeux et graveleux ;
est renvoyé de l'établissement avec la mention suivante : bronchite à la suite de grippe ; arrive dans sa famille le 13 mai 1887
ayant déjà éprouvé depuis trois jours de la céphalalgie, de la toux,
du coryza, etc.

14 mai. — On note des signes très nets de congestion pulmonaire
(crachats abricot, mais pas de souffle). P. 118. R. 36. T. 39°6.
Urines très chargées, pas d'albumine. *Traitement :* grogs, ventouses sèches sur la poitrine et les reins, lavements au sulfate de
soude, calomel.

15. — Nuit très agitée, *délire presque continuel*, soubresauts
des tendons, diminution des signes congestifs du poumon droit,
Respiration *irrégulière* à 32. Crachats blancs. T. 39°8 (9 heures), 40° (4 heures), 39° (8 heures). Urines albumineuses.

16. — Délire violent ; *perte de connaissance, hallucinations*
de la vue et de l'ouïe. *Convulsions* spasmodiques des muscles de
la face. *Raideur du cou* et des fléchisseurs de l'avant-bras et des

doigts. *Pupille droite dilatée*. Pas de strabisme, ni de vomissements, mais *constipation*. Expectoration incolore, plus de matité pulmonaire. T. 39°,4 (8 heures), 39°,8 (4 heures), 39°,4 (8 heures). TRAITEMENT : idem. ; en plus, sangsues à la région temporale, glace sur la tête, potion chlorato-bromurée.

17. — Idem. Apparition d'une éruption miliaire généralisée. La région lombaire est douloureuse à la pression. P. 120. R. 32, *très irrégulière*. T. 40° (8 heures), 39°,4 (4 heures), 39° (8 heures). TRAITEMENT : idem.

18. — Même état (délire, coma, convulsions) Anurie depuis douze heures. T. 39° (8 heures), 39°,8 (4 heures), et 40° (8 heures).

19. — Disparition du délire et des convulsions. L'intelligence est rétablie. En même temps, on note près de l'épine dorsale une matité très étendue, un souffle expiratoire très fort, de l'agophonie. Les crachats sont visqueux, mais restent blancs. L'éruption persiste, P. 108. R. 27. T. 37°,3 (8 heures), 39° (4 heures), 38° (8 heures). Urines toujours sédimenteuses, albumineuses. TRAITEMENT : on ajoute une potion de Todd avec 4 gr. d'extrait de quinquina.

20. — L'amélioration se soutient et continue Mêmes degrés respiratoires, urines abondantes et claires, sans albumine. Débâcle intestinale (selles bilieuses et fétides).

22. — Entrée en convalescence. L'égophonie a disparu presque complètement ; le souffle, tout à fait. La submatité persiste. Guérison.

OBSERVATION VIII

(In Th. de Moreau. Obs. VIII). (Résumée).

Grippe. Méningisme. Contractions fibrillaires de la face. Guérison.

D..., 41 ans, cocher, entré le 18 janvier 1885. Pas d'antécédents héréditaires ; bonne santé habituelle. Début, il y a six jours, le soir, par une courbature généralisée, une céphalalgie intense, des douleurs vagues. Après une nuit agitée, avec rêvasseries, le malade se lève incapable de faire son service. Le malaise s'accroît les jours suivants, se complique de toux, de vertiges, de troubles visuels et auditifs ; très peu de fièvre. Rachialgie et céphalalgie violentes. Le malade doit se faire porter à l'hôpital le 18 janvier.

Étai actuel. Le malade est couché, assoupi, immobile, répugnant à tout mouvement. *Céphalalgie et rachialgie intenses*. Pendant la nuit, il y a eu *deux ou trois vomissements de nature bilieuse. Constipation*. Légère hyperesthésie de la peau, plus accentuée au niveau du cuir chevelu. Pupilles normales. Quelques *contractions fibrillaires du côté des muscles de la face*. Pas de paralysies ni de troubles de la motilité. Petite toux sèche. Poumon et cœur indemnes. Urines foncées non albumineuses. Pouls 120. T. 37°,4. Traitement : Sangsues aux apophyses mastoïdes ; eau-de-vie allemande, 15 gr.

19 janvier. — Idem. Insomnie, *délire assez violent* ; sueurs profuses pendant la nuit. *Un peu de surdité*. Pouls 110 ; T. m. 36°,8 ; T. s. 37°. Traitement : sulfate de quinine.

20. — Un peu de sommeil, entrecoupé de rêvasseries ; intelligence plus nette, céphalalgie moindre. Toux plus quinteuse avec expectoration spumeuse. Rien aux poumons. Constipation. Traitement: eau de Sedlitz ; potion cordiale, T. m. 37°,2 ; T. s. 37°.

21. — L'amélioration continue : délire tranquille, un peu de névralgie faciale. Sueurs profuses. T. m. 37° ; T. s. 37°,6.

22. — Mieux sensible. La toux est plus fréquente, râles sibilants. Quelques nausées. Vertiges dans la position assise. T. m. 37°,2 ; T. s. 37° ; P. 100.

23. — Amélioration de tous les symptômes. Mais beaucoup de faiblesse. T. m. 37° ; T. s. 38°,6. Les jours suivants, l'amélioration continue. La toux est plus grasse, moins quinteuse. Mais les forces sont lentes à revenir ; de temps en temps maux de tête et vertiges passagers. Surdité légère surtout du côté gauche. *Sortie le 6 février* ; éblouissements passagers, faiblesse générale.

OBSERVATION IX

Bidon. (*Rev. de méd.*, 1890.) (Résumée).

Grippe. Méningisme. Grincements de dents. Guérison.

X..., garçon de 6 ans 1/2. Rougeole à 4 ans ; pneumonie fibrineuse à 6 ans. Le 23 novembre, un peu de diarrhée. Le 26 au réveil, courbatures, abattement, fièvre, douleurs lombaires et crurales ; le soir fièvre plus forte. *Céphalalgie ; un vomissement.* Insomnie, agitation, *forts grincements de dents, subdelirium,* urines fébriles.

27. — Même état ; torpeur profonde, l'enfant ne répond que par monosyllabes ; *constipation* depuis le 25. Un peu de photophobie sans inégalité pupillaire. P. 130. T. m. 39°. Le soir, abattement coupé d'un peu d'excitation, nuit aussi mauvaise que la précédente. P. 135. T. s. 39°,8.

28. — Idem. La constipation persiste ; nausées. *Pouls irrégulier* à 130. T. m. 39°,4. Le soir, la céphalalgie a encore augmenté, mais le pouls est plus régulier à 136. T. s. 40°. La nuit commence très mal, mais à minuit survient une épistaxis, le reste de la nuit est de suite meilleur.

Le 29 au matin, le pouls est toujours irrégulier, mais la torpeur a tout à fait disparu, la céphalalgie est légère, les nausées diminuent, le pouls tombe à 120 ; une selle, urine moins chargée. La température est tombée à 38°. Le soir, recrudescence (T. s. 38°,5).

Dès le 30, guérison rapide.

OBSERVATION X

Sevestre. (Soc. méd. hôp., 1890.) (Résumée).

Grippe. Méningisme. Grincements de dents. Guérison.

Petite fille de 8 ans. Début par embarras gastrique, lassitude. Puis surviennent des *maux de tête très violents*, déterminant de vraies crises nerveuses. Sommeil agité, interrompu par des cris de douleur, de *fréquents grincements de dents. Constipation*, pas de vomissements. Pouls fréquent. T. 39-39°,6. Lorsque je vis l'enfant, les phénomènes les plus inquiétants duraient depuis cinq jours et semblaient s'amender. Le lendemain, l'amélioration s'accentuait et, quelques jours après, l'enfant était guérie. Traitement : purgatifs légers et antipyrine.

OBSERVATION XI

Kranhals. *(Deutsche Arch. f. kl. Med., 1891: Obs. V.)* (Traduite
et résumée).

*Grippe. Méningisme. Convulsions cloniques dans les membres supérieurs.
Guérison.*

Charles Preede, 29 ans, entré le 3 avril, sorti guéri le 13 avril ;
serait malade depuis quinze jours, avec de la fièvre. — Pas de
céphalalgie ni de vomissements. Cinq jours avant l'entrée, *convulsions toniques et cloniques* dans les extrémités ; depuis, perte de
connaissance.

Etat actuel. *Perte de connaissance ;* cependant le malade réa-
git, quand on l'interpelle, mais ne répond pas. Sur la peau, traces de
gale. *Pupilles contractées*, réagissant à la lumière. Les réflexes
ne sont pas abolis. Sensibilité cutanée diminuée. Pas de raideur de
la nuque, *ventre rétracté.* Pouls à 93, régulier et égal. Tous les
organes sont normaux. T. m. 39°3. T. s. 38°,8.

4 avril. Convulsions cloniques dans les extrémités supérieures,
puis raideur tonique des doigts. T. m. 39°,3. T. s. 38°,8.

5. — Pendant la nuit, légères convulsions. La connaissance
revient. T. m. 36°. T. s. 37°.

7. — T. m. 37°,3. T. s. 37°,6.

8. — T. m. 37°. T. s. 37°.

9. — La connaissance est tout à fait revenue. Le malade
s'est levé.

10. — Le malade sort guéri. Diagnostic : Méningite. (Dr Hampeln.)

OBSERVATION XII

Pasturaud. *(In Th. de Brionne.)* (Résumée).

Grippe. Crampes dans les jambes. Méningisme à forme apoplectique. Guérison.

Mme D. . ., 50 ans, de santé délicate. Le 23 décembre, début de
grippe : fièvre intense (40°), *crampes* dans les jambes, douleurs dans
les reins et dans les membres. Le soir, *coma* absolu, *délire*, révolution absolue des membres, anesthésie cutanée complète. Extrémités refroidies. Sinapismes.

25 décembre. — La connaissance semble revenir.

26. — Tous les accidents précédents sont dissipés ; il ne persiste qu'une grande lassitude.

OBSERVATION XIII

Communiquée par M. le Professeur agrégé ROQUE. (Inédite).

Grippe. Douleurs nevralgiques. Méningisme. Déviation conjuguée de la face et des yeux. Guérison.

X..., 36 ans, repasseuse. Entrée le 24 février 1892. Salle saint Roch, n° 23. Pas d'antécédents héréditaires. Réglée à 12 ans. Mariée. Un enfant en bonne santé, jamais de fausse couche. Fièvre typhoïde il y quatre ans. Ni alcoolisme, ni syphilis. Pas d'hystérie. Il y a huit jours, la malade prit froid ; elle eut des frissons, puis une sensation de courbature généralisée, une lassitude extrême et du mal de gorge. Elle se mit à tousser et eut d'emblée une expectoration purulente abondante, elle se plaignait en même temps de douleurs dans la face à forme névralgique, occupant surtout le côté droit. A son entrée, la malade est amenée dans un état de *perte de connaissance absolue.* Depuis deux jours, les douleurs de névralgie faciale se seraient accentuées considérablement au dire de son entourage. Elle aurait pris surtout une photophobie intense, quelques *vomissements* et des phénomènes délirants survenant lo soir. La nuit qui a précédé l'entrée, elle eut un *délire violent* et actuellement la malade ne répond pas aux questions qu'on lui pose. Elle est dans un état d'immobilité absolue, les yeux fermés, poussant *continuellement de petites plaintes* inarticulées.

Quand on l'excite vivement on arrive à lui faire ouvrir les yeux, on détermine des plaintes plus vives et l'on remarque que les *yeux sont déviés du côté droit.* Il y a d'ailleurs une *déviation compliquée de la face du même côté,* une *raideur extrêmement marquée de la nuque.*

Depuis trois jours, la malade avait eu quelques vomissements. Elle vomit actuellement tout ce qu'elle prend quelques minutes après l'injection. Douleurs très vives à la pression dans les masses musculaires. Pas de paralysie des membres. La malade *perd ses urines*, elle aurait une *constipation opiniâtre* depuis quatre ou cinq jours. A l'auscultation, râles sibilants et ronflants dans les deux côtés. A l'examen, rougeur très nette, au niveau des deux amygdales; un peu d'enduit pultacé au niveau de l'amygdale droite. Langue saburrale sèche, un peu grillée; lèvres et gencives fuligineuses. T. 39°,7. Pouls, 72, pas d'irrégularité. TRAITEMENT: 1 gr. de quinine divisé en deux cachets, pris matin et soir. Potion de Rivière. Cataplasmes sinapisés sur la poitrine. Glace sur la tête, sangsues aux apophyses mastoïdes.

26 février. — La malade a repris connaissance après avoir eu un délire bruyant et agité pendant la nuit. Elle répond difficilement aux questions qui lui sont posées, mais exécute les mouvements prescrits. Les douleurs de tête paraissent toujours très vives, la photophobie est intense; on recherche la sensibilité et il semble qu'il y ait une hyperesthésie généralisée des membres et du tronc. Pas d'anesthésie du pharynx, ni de douleurs à la pression des ovaires.

1er mars. — Un peu d'amélioration. La constipation a cessé, la malade a même eu hier deux selles diarrhéiques. L'hyperesthésie généralisée a diminué. Les douleurs à la pression dans les masses musculaires sont moins vives, il n'y a plus de phénomènes délirants. La malade répond mieux aux questions.

7. — Plus de vomissements, fonctions intestinales à peu près régulières. La photophobie a diminué ainsi que la contracture, les douleurs de tête persistent encore, mais reprennent le caractère névralgique du début.

11. — La malade ne souffre plus que du côté droit de la face; les douleurs persistent très vives à ce niveau et l'on y retrouve les points douloureux de la névralgie faciale; injection conjonctivale très vive de ce côté; toujours un peu de photophobie. On donne de l'antipyrine.

17. — Les douleurs névralgiques sont assez atténuées, plus de symptômes méningés. Depuis huit jours déjà, la malade est complètement apyrétique; sa langue est dépouillée, elle demande à manger.

5. — Grande amélioration; les douleurs névralgiques de la face ont presque complètement disparu. On les développe encore par la pression aux points d'émergence des nerfs. La malade a bon appétit, s'alimente bien. Elle tousse encore un peu. L'expectoration reste purulente. Quelques ronchus et quelques sibilances à l'auscultation.

1er mai. — **Malgré qu'**il persiste encore un peu de douleur du côté droit de la face et un peu de toux, la malade se considère comme guérie et réclame sa sortie.

OBSERVATION XIV

CORNIL ET DURANTE. (*Acad. de méd.*, séance du 5 mars 1895.)

Grippe. Méningisme. Paralysie motrice de la face et des membres du côté gauche. Guérison.

Del..., domestique, âgée de 17 ans, n° 10, salle Martine, a été atteinte de rougeole et de scarlatine dans son enfance, puis traitée à l'âge de 15 ans pour de l'anémie. Son père est hémiplégique. Elle-même n'est pas nerveuse et n'a jamais eu d'attaques de nerfs.

Entrée le 19 février pour des accidents d'anémie, dans notre salle où il y avait beaucoup de grippés, elle est prise le 27 février d'une syncope et s'affaisse sans perdre tout à fait connaissance. On constate une *paralysie motrice du bras et de la jambe gauches, du facial inférieur* et un léger *ptosis* du même côté. Les *sphincters sont touchés*; la malade a le sentiment du besoin, mais n'en laisse pas moins échapper involontairement les urines et les matières fécales. La sensibilité et les réflexes tendineux sont conservés. La température monte à 39 degrés, mais redescend le lendemain à la normale. Etat semi-comateux avec *céphalée* très intense. La tête immobile est *renversée en arrière*, les yeux sont fermés avec photophobie, *pupille droite plus dilatée que la gauche*. Les deux pupilles réagissent, mais faiblement. L'œil gauche pleure. On peut la tirer de cette stupeur et alors elle répond difficilement et lentement aux questions qu'on lui pose, mais elle a conservé la mémoire et répond bien. Rien au fond de l'œil, pas de troubles de la sensibilité.

Cette céphalée et cet état soporeux durent quatre jours.

4 mars. — Elle est plus éveillée. Les pupilles sont moins inégales.

5. — La malade a son intelligence normale ; le mal de tête a disparu ; la parésie motrice seule persiste ; les réflexes tendineux sont exagérés et on constate le phénomène du pied.

OBSERVATION XV.

Nonat. *(Arch. gén. de méd.*, 1837.) [Résumée].

Grippe. Méningisme. Crampes. Guérison.

Une jeune femme très nerveuse, mal réglée depuis trois ans, sujette à la migraine et à des douleurs abdominales, prend la grippe le 6 janvier. Symptômes banaux de la grippe. En outre, *céphalalgie atroce* arrachant des cris. Nausées, *vomissements,* douleurs générales, quelques *crampes.* Le soir, délire au moment de la recrudescence fébrile. Guérison dès le troisième jour ; la céphalalgie a été particulièrement amendée par l'administration d'un laxatif.

OBSERVATION XVI

Kuhn. (Berlin. *Klin. Wochens.,* 1890.) [Traduite et résumée].

Grippe. Méningisme. Convulsions. Pneumonie. Guérison.

Un manœuvre de la station prend la grippe le 19 février 1890 ; son fils âgé de 6 ans, qui couche dans le même lit, tombe malade le 21 février : *vomissements violents, convulsions, perte de connaissance* et brusque ascension fébrile (40°,5). Le 21, il n'y a pas de toux, le poumon respire bien, mais ronchus isolés. Le 22, les manifestations cérébrales cèdent le pas aux signes pulmonaires ; l'enfant tousse, le tissu pulmonaire se condense dans le lobe inférieur droit : à partir de ce moment on assiste à l'évolution normale d'une pneumonie avec hautes températures. Le septième jour, rémission. La convalescence est remarquable par la profonde dépression et la confusion intellectuelle qui l'accompagnent ; elle évolue cependant dans un sens favorable.

Après les observations XV et XVI où les convulsions et crampes ne sont pas précisément localisées, nous arrivons à une série de cas caractérisés par l'existence de crises de nature spéciale : épileptiforme (obs. XVII et XVIII), hystériforme (obs. XIX, ou hystéro-épileptiforme (obs. XX). Dans ces dernières observations, on remarquera que le méningisme a pris la forme bulbaire ; ce qui indique que le cerveau est loin de pouvoir être exclusivement incriminé. Nous signalerons enfin l'absence de toute névrose habituelle ou de tout stigmate de névrose chez les malades intéressés dans ces différents cas. Nous verrons plus loin que la grippe peut éveiller ou rappeler l'hystérie chez les prédisposés.

OBSERVATION XVII

FURBRINGER. (*Deutsche med. Wochens.*, 1895 : Obs. I.) (Traduite et résumée).

Grippe.-Méningisme. Attaque épileptiforme. Guérison.

X..., ouvrière, âgée de 28 ans. Quatre semaines avant l'entrée, symptômes d'influenza : forte toux, douleurs gastriques intenses ; depuis cinq jours, *vomissements*, violente *céphalalgie*, vertiges, flammes devant les yeux.

Quand je vis la malade pour la première fois, elle était en proie à une *attaque épileptiforme* d'une intensité extraordinaire, avec *raideur de la nuque, pupilles sans réaction à la lumière* et morsure de la langue ; jamais elle n'avait eu d'épilepsie. Peu après l'attaque, survint un *vomissement violent* qui se répéta plusieurs fois. Plus tard l'urine contint un peu d'albumine. En arrière et en bas, signes d'une infiltration exsudative ; expectoration teintée de sang. Rien à l'examen ophtalmoscopique. Mais tout le long du jour céphalalgie intense. Fièvre d'intensité moyenne avec fortes rémissions irrégulières. Après quelques jours, régression de tous les symptômes ; seize jours après, la malade sortit convalescente.

OBSERVATION XVIII.

SAINTON (*in* Th. de Virey : Obs. XII.) Résumée).

Grippe. Méningisme. Attaque épileptiforme. Guérison.

L.... Charles, ciseleur 29 ans, entré le 23 novembre 1892. A eu en 1889 une grippe qui l'a rendu incapable de travail pendant deux mois ; à cette époque quelques hémoptysies. Cette fois, la grippe a débuté, la veille même de l'entrée, par une céphalalgie intense, survenue brusquement, avec un anéantissement complet des forces.

A l'entrée, rachialgie violente, faciès vultueux. Léger catarrhe pulmonaire ; un peu de submatité au sommet droit ; quelques râles sonores disséminés dans les deux poumons. Erythème léger à la surface du corps. Rate hypertrophiée, urines non albumineuses. T. 38°,9.

Les jours suivants même état, malgré la chute de la température le malade reste apathique ; il accuse des *douleurs au niveau de la nuque*, une sensation de *constriction céphalique*.

7 et 8 décembre. — *Quelques vomissements ; constipation ; parésie vésicale.* Selle, à la suite d'un lavement.

9. — A sept heures du matin, brusquement, attaque épileptiforme ayant duré 3 à 4 minutes, puis *coma ;* immobilité, *attitude en chien de fusil, insensibilité à toute excitation. Pupilles ne réagissant pas à la lumière, contracture* notable des membres supérieurs (flexion des divers segments les uns sur les autres). *Raie méningitique Perte des réflexes cutanés. Respiration irrégulière* (pauses intermittentes). *Pouls petit et fréquent.*

10. — La famille du malade, ne voulant pas qu'il meure à l'hôpital, l'emmène.

Trois semaines après, on apprend que, quarante huit heures après sa rentrée chez lui, le malade a repris graduellement connaissance ; au bout de quelques jours, il avait commencé à s'alimenter ; actuellement, le 6 janvier, son état est satisfaisant, il ne reste plus qu'un peu de faiblesse.

OBSERVATION XIX.

FÜRBRINGER. (*Deutsche med. Wochens.*, 1892, Obs. V.) (Traduite
et résumée).

Grippe. Méningisme. Crise hystériforme. Guérison.

Miss A..., de bonne constitution, de caractère irritable ; aucun
signe antérieur d'hystérie ; tombe brusquement malade le 15 novembre 1891 avec une forte *céphalalgie*, de la toux, des douleurs
disséminées dans le tronc et les membres. Anorexie. Forte fièvre ;
bronchite de moyenne intensité ; les jours suivants, faiblesse générale et apathie. Le 25, la malade se lève, et malgré la défense du
médecin, s'obstine à coudre, à écrire, à jouer du piano et à recevoir des visites. Le soir, même crise violente de toux ; épistaxis.
Nuit agitée A midi, le lendemain, survient brusquement une céphalalgie très violente du côté du front et surtout de l'occiput ;
en même temps, vertiges, apathie, grande faiblesse. La nuit
suivante, insomnie. Le 28 novembre, nausée, palpitations, lipo-
thymie nécessitant l'emploi de stimulants.

A midi, *le pouls*, très tendu, *est ralenti à 52*. Le lendemain, la
malade se plaint de violentes douleurs de tête. Le 30 au matin, nouvelle défaillance avec *contracture passagère des muscles de la
nuque*.

Je vis la malade peu après ; elle était couchée, les yeux fermés,
étendue de son long dans son lit, évitant tout mouvement, ne donnant que des réponses rares et hésitantes. Pouls tendu. Nausées.
Constipation. Pupilles paresseuses. Légère exagération du réflexe patellaire. Fièvre médiocre. Pas de signes de névrite. TRAI-
TEMENT : cocaïne.

Le 1ᵉʳ *décembre*, après une légère rémission de la céphalalgie,
*attaque caractéristique, rappelant l'hystérie. Tête renversée en
arrière. Léger degré de Cheynes-Stockes.* Pouls petit, fréquent.

7. — Le malade n'accuse plus aucune douleur. Pouls normal.
L'état général s'améliore lentement.

8. — Il ne persiste plus que de la faiblesse.

OBSERVATION XX

O ULMONT. (*la Th. de Virey : Obs. XIII.*) (Résumée).

Grippe. Méningisme. Attaque hystéro-épileptiforme. Guérison.

St..., Nicolas, 38 ans, cantonnier. Entré le 30 juin. Pas d'antécédent tuberculeux, ni syphilitique. Quinze jours avant l'entrée, à
la suite de grandes fatigues et d'un refroidissement, il éprouva des
frissons répétés avec sueurs abondantes et une céphalalgie atroce.
Il cesse son travail et suit le traitement suivant : huile de ricin.
Bain de pieds à la moutarde, eau sédative sur la tête. Après deux
jours de repos complet, il reprend son travail ; il n'était alors
qu'amélioré (un peu de céphalalgie et de petits frissons intermittents persistaient).

Le *29 juin* au soir, brusquement *violente céphalalgie* maxima
vers l'occiput. *Vomissements* d'abord alimentaires, puis bilieux. De
nouveaux frissons avec sueurs, il sent qu'il a eu la fièvre. Il cesse
son travail, rentre et ne peut dormir la nuit.

30. — Entrée. Etat de stupeur prononcé, céphalalgie atroce
avec paroxysmes : casque douloureux avec élancements frontaux et
occipitaux, qui lui font pousser des gémissements. Langue de perro-
quet sèche. Nausées, mais pas de vomissements. *Constipation.*
Quelques râles de bronchite disséminés des deux côtés, respiration
régulière. Cœur normal. *Pouls très ralenti à 47.* Pas de fièvre.
Pas d'albumine.

1er juillet. — Dans la nuit, il y a eu *une attaque convulsive généralisée* paraissant être une attaque d'hystéro-épilepsie. Il y a eu
incontinence d'urines et de matières, mais aucun stigmate sensitivo-sensoriel ne peut être constaté. M. Oulmont pose le diagnostic de grippe à forme méningitique.

2. — Le pouls s'est un peu relevé (66).

5. — Céphalalgie toujours intense, langue toujours sèche.
Mais on entend de gros râles de bronchite, la diarrhée remplace la
constipation.

6. — L'état de stupeur disparaît, le malade se lève, mais se
sent très faible ; le mal de tête est beaucoup moindre ; le pouls est
à 84, la langue moins sèche, l'appétit revient.

13. — L'amélioration a progressé, il ne reste plus que de la céphalée et un affaiblissement général. Appétit excellent.

30. — Le malade sort en très bon état.

b) *Présence d'un élément sensitico-sensoriel important.*

Les deux observations qui suivent semblent calquées l'une sur l'autre. Dans l'une on note de l'hémianopsie, dans l'autre, de la cécité ; dans les deux cas, ces troubles sensoriels s'accompagnent de phénomènes paralytiques et sensitifs importants, de rachialgie et de troubles du côté des réservoirs. Nous croyons que, dans ces cas, il ne s'agissait point des lésions organiques, mais de troubles passagers, comme l'indique la guérison parfaite. Nous signalerons plus loin un cas où les symptômes de méningite de la base avaient prédominé et où l'examen du fond de l'œil avait démontré l'existence de lésions réelles ; dans ce cas d'ailleurs, les symptômes bulbaires et sensoriels passèrent à l'état subaigu.

OBSERVATION XXI

Furbringer. (*Deutsche med. Wochens.*, 1895 : Obs. II.) (Traduite et résumée).

Grippe. Méningisme. Hémianopsie. Parésie des quatre membres. Guérison.

X..., 28 ans, commerçante, présentait, il y a cinq semaines, les symptômes ordinaires de l'influenza ; après dix jours, elle paraissait guérie ; pendant quatorze jours elle fut relativement bien portante, quand peu à peu survinrent de graves symptômes : *céphalalgie*, faiblesse dans les jambes, *rétention d'urine, rachialgie intense.*

A la consultation, environ dix jours plus tard, elle était *quasi paralysée des quatre membres*, légèrement étourdie, avec peu de fièvre ; il y avait de la cystite avec de l'urine fortement sanguinolente et enfin de l'*hémianopsie*. La malade se plaignait surtout de céphalalgie et de rachialgie ; la sensibilité était émoussée dans le territoire des deux extrémités inférieures. Mais bientôt la malade s'améliora sensiblement. Cependant la guérison ne fut pas complète avant trois mois.

OBSERVATION XXII

Communiquée par M. le Professeur agrégé ROQUE. (Inédite.)

Grippe. Méningisme. Cécité absolue. Parésie des quatre membres. Guérison.

X..., journalier. Antécédents héréditaires nuls. Huit frères et sœurs bien portants. Antécédents personnels nuls. Entré le 7 mars. Tombe malade le 1er ou le 2 mars ; symptômes de début de la grippe : douleurs musculaires, torticolis, lumbago, quelques légères douleurs articulaires, courbatures très marquées. Céphalée. Perte d'appétit. Toux.

4 mars. — Le malade veut se lever et ne peut se tenir sur ses jambes ; il s'alite depuis ce temps. Les douleurs de tête augmentent. Quelques phénomènes de subdelirium.

7. — Le malade *perd brusquement et totalement la vue.* Il entre à l'hôpital avec une cécité absolue ; les *pupilles sont dilatées, mais égales ; aucune réaction à la lumière.* Aucune paralysie des muscles de l'œil. *Raideur très marquée de la nuque.* Mouvements de flexion et de latéralité de la tête très douloureux. Douleurs spontanées très vives dans la région occipito-frontale. Insomnie complète. Le malade est dans l'impossibilité de marcher sans être soutenu. Il peut cependant se tenir debout immobile. Mais, s'il essaye de faire un pas, il traîne ses pieds sur le sol et tombe. Les réflexes rotuliens sont très exagérés des deux côtés. Hyperesthésie cutanée et musculaire très marquée dans les deux membres inférieurs où le malade ressent également des fourmillements. La force à la flexion et à l'extension est diminuée. Aux membres supérieurs elle l'est également, mais il n'y a là ni douleur spontanée ni douleur provoquée. Pas de contracture. A la *colonne vertébrale hyperesthésie très marquée* à la *pression* et à la *percussion*, à partir de la 1re dorsale jusqu'à la région sacrée et spécialement à la région dorso-lombaire. Rien du côté de la vessie ni du rectum. Rien au cœur. Aux poumons, malgré une légère dyspnée (28 respirations à la minute) on ne perçoit que quelques râles sibilants et soufflants. La température oscille entre 37°5 et 38°4. Le *pouls ralenti* est à 50.

8. — Aucune modification bien appréciable. L'aspect du ventre est normal. Le malade est *constipé* et va à la selle avec un lavement. Bâillements fréquents. La respiration est régulière, mais accélérée (36 à la minute). Le pouls remonte à 70. T. 38°2 à 39°6. TRAITEMENT. Ventouses scarifiées. Pointes de feu le long de la colonne ; quinine 1 gr.

10. — Le malade distingue un peu la clarté depuis ce matin. La raideur de la nuque est un peu moins marquée. L'anorexie reste absolue. Vomissements hier.

14. — Le malade commence à y voir : il distingue un peu les personnes qui entourent son lit. La raideur de la nuque est très diminuée. Céphalée moins vive. L'hyperesthésie de la colonne vertébrale et des membres inférieurs est également diminuée.

24. — La vue s'est améliorée de plus en plus. Le malade distingue bien les objets et reconnaît les personnes. La force est revenue dans les membres inférieurs en même temps que les douleurs y disparaissent. Le malade peut se tenir debout et faire quelques pas.

50. — Le malade se lève, voit bien ; il peut être considéré comme guéri.

c) *Présence d'un élément psychique important.*

Les deux observations qui suivent servent de transition vers ces cas de folie passagère ou durable si souvent signalés au cours de l'influenza. Nous rappellerons ici que MM. Pierret et Paret ont, en 1892, rapporté l'autopsie d'une malade morte après avoir présenté pendant assez longtemps, à la suite de la grippe, de la mélancolie avec stupeur, et que cette autopsie démontra l'existence d'une méningo-encéphalite chronique. Nous ferons remarquer que, dans les deux cas suivants, il s'agissait de malades ayant eu de l'impaludisme.

OBSERVATION XXIII

(Th. de Lestra : Obs. XII, communiquée par M. le Professeur BOUDET.)
(Résumée).

Antécédents paludiques. Grippe. Méningisme. Délire violent, délire de la persécution. Guérison.

B... (Jean-Pierre), 32 ans. Entré le 14 février 1894. Alcoolisme de 17 à 25 ans. Impaludisme.

A l'entrée, le malade rapporte que, depuis un mois, il souffre de frissons, *céphalée,* de toux avec expectoration purulente. On note des signes pulmonaires aux deux sommets. Pas de bacille de Koch dans les crachats. *Constipation.* Le 23 *février,* le malade, taciturne depuis deux jours, est pris de délire violent.

24. — *Raideur de la nuque. Pupilles dilatées.* T. 39°2, 39°4.

26. — Idem : le malade se croit entouré d'ennemis.

2 *mars.* — Le malade est plus calme ; mais il croit qu'on veut l'empoisonner. *Diplopie.*

5. — Grande amélioration. Les signes pulmonaires se sont amendés.

15. — Le malade part en convalescence, complètement guéri ; il était resté quelque temps méfiant et taciturne.

OBSERVATION XXIV

TRASTOUR (E.) [*Journ. de méd. de l'Ouest,* 1879.] (Résumée).

Antécédents paludiques. Grippe. Méningisme. Hallucinations. Guérison.

X..., petite fille, sujette à la fièvre intermittente. Père mort d'un ramollissement cérébral. En 1871, elle est prise brusquement, un jeudi, de fièvre avec *délire* et *vomissements,* puis de *céphalalgie* avec *hallucinations, convulsions, renversement de la tête en arrière, strabisme, dilatation des pupilles, constipation.* TRAITEMENT : vésicatoires aux membres inférieurs. Calomel, craie, opium.

Le dimanche (quatrième jour de maladie), pouls plus calme à dix heures ; mais il est impossible d'obtenir une réponse ; les symptômes graves persistent. TRAITEMENT : on ajoute un lavement avec sulfate de quinine ; frictions matin et soir, sur la colonne vertébrale, avec onguent napolitain belladoné.

Le lundi, herpès considérable aux lèvres ; état plus calme ; P. 92. TRAITEMENT : Vu la constipation, on substitue la magnésie à la craie.

Le mercredi (septième jour de maladie), mieux très sensible. L'enfant tousse, éternue ; dans une chambre voisine, son frère, un peu plus âgé, a la grippe.

Le vendredi, toux plus forte, six selles vertes. Nouvelle éruption herpétique au pouce droit. La langue est dépouillée complètement. L'enfant a sa connaissance entière, elle parle bien, mange un peu ; plus de raideur du cou. La convalescence ne tarde pas.

2° Observations caractérisées par une prédominance des symptômes méningitiques de la base.

Dans les cas les plus légers, la prédominance des symptômes méningitiques du côté de la base n'est que faiblement indiquée par la présence d'un symptôme circulatoire, respiratoire ou oculo-moteur ; mais d'autres fois, cette prédominance est si nettement accusée qu'elle donne au tableau clinique l'aspect de la méningite tuberculeuse.

En suivant l'énumération des observations suivantes, on verra se dessiner de plus en plus nettement cette forme du méningisme grippal.

OBSERVATION XXV

JUHEL-RÉNOY. (*Soc. méd. hôp.,* 1899.) (Résumée).
Grippe. Méningisme. Ralentissement du pouls. Guérison.

Une fillette de 9 ans, non vermineuse, bizarre de caractère, prend du torticolis avec *raideur de la nuque ; ventre déprimé en bateau, lenteur du pouls, raie méningitique.* On croit à une méningite cérébro-spinale. La petite malade guérit en dix ou douze jours.

7

OBSERVATION XXVI

GAUCHER. (*Soc. méd. hôp.*, 1860.) (Résumée).

Grippe. Méningisme. Pouls irrégulier et ralenti. Guérison.

Petite fille de 6 ans souffrant de la *céphalalgie* accompagnée de *cris*, de *vomissements*, d'*irrégularité* et de *ralentissement* du cœur et du pouls. Les accidents cédèrent au bromure de potassium.

OBSERVATION XXVII

GUIBOUT. (*Un. méd.*, 1851.) (Résumée).

Grippe. Méningisme. Pupilles dilatées. Guérison.

Pellerin, enfant de 18 mois, de bonne santé habituelle, prend la grippe ; il tousse huit jours après ; alors que les symptômes pulmonaires s'amendaient, il est pris d'accidents graves.

11 février. Dans la matinée, il dort d'un sommeil plus profond que d'habitude et crie chaque fois qu'on le réveille. Le médecin appelé le trouve la *tête renversée en arrière*, les *pupilles dilatées*, le facies grippé, la peau très chaude, le pouls à 156, petit ; les yeux restent fermés ; dès qu'on prend l'enfant sur les bras, il crie et laisse tomber sa tête en arrière, quelquefois aussi en avant sur la poitrine. TRAITEMENT : deux sangsues derrière les oreilles, cataplasmes sinapisés aux membres inférieurs.

Le soir, mêmes symptômes ; le facies est cependant moins grippé. Les sangsues ont beaucoup saigné. TRAITEMENT : lavement avec 30 grammes de mercuriale, sinapismes continus aux jambes, applications froides sur le front.

12. — Il y a eu trois garde-robes; le pouls est tombé à 150. Tête toujours renversée en arrière; cris aigus moins fréquents, facies meilleur. TRAITEMENT : huile de ricin. Lavement de guimauve, le reste idem.

13. — L'amélioration s'établit franchement. On continue le même traitement deux jours encore.

17. — Le petit malade est presque guéri, il mange des potages.

OBSERVATION XXVIII

(Th. de Trastour : Obs. VII). (Résumée).

Grippe. Méningisme. Pupilles inégales. Guérison.

Le B..., 32 ans, manœuvre, entré le 26 mars 1893. Rien dans les antécédents héréditaires. Fièvre typhoïde à 20 ans. Fatigué depuis un mois ; pesanteur frontale avec courtes exacerbations très douloureuses. Depuis 10 jours, la *céphalalgie est devenue très violente ; vomissements continuels ; attitude en chien de fusil ;* le malade est tourné du côté opposé à la fenêtre. Au moindre mouvement, la vue se trouble et le malade *vomit sans le moindre effort ;* il vomit de même à la moindre injection de liquide. *Pupille droite dilatée. Constipation. Ventre plutôt rétracté. Raie méningitique.* Pas d'hyperthermie. Urines normales. TRAITEMENT : glace. Potion de Rivière ; frictions mercurielles.

27 mars. Inégalité pupillaire moindre. Les vomissements, la constipation persistent.

TRAITEMENT : on ajoute : lavement au sulfate de quinine.

29 et 30. — Injection hypodermique de 0 gr. 005 de sublimé.

31. — Les vomissements ont cessé, l'état général s'améliore. Les jours suivants, les symptômes du début ont disparu et le malade sort guéri le 5 avril.

OBSERVATION XXIX

SÉVESTRE. (Soc. méd. hôp., 1890.) (Résumée).

Antécédents paludiques. Grippe. Méningisme. Inégalité pupillaire. Guérison.

X..., petite fille de 3 ans et 4 mois, née en Algérie : de temps en temps, poussées de fièvre paludéenne ; à part cela, bonne santé habituelle. Le 15 décembre 1889, elle prend la grippe.

Du *18 au 21,* l'enfant reste couchée, pousse des cris sitôt qu'on l'approche et consent à peine à prendre un peu de liquide. *Constipation. Céphalalgie.* Douleurs dans les oreilles sans qu'on y découvre aucune lésion.

Le *21* dans la journée, fièvre intense, quelques *vomissements* alimentaires se reproduisant dans la nuit.

Le 22 au matin, torpeur. Douleurs auriculo-temporales. *Vomissements répétés*. T. m. 39°,8. T. s. 41°,4.

Le 23 au matin. La malade est dans une sorte de *coma* dont on peut la faire sortir en l'interpellant fortement. Elle est pâle, mâchonne sans cesse, se mordille les lèvres. *Elle peut à peine entrouvrir la paupière de l'œil gauche, dont la pupille semble plus étroite que l'autre.* A tout instant, elle pousse de petits cris. Soif ardente. Les vomissements, la constipation persistent. A la suite de l'application de glace sur la tête, la température s'abaisse à 39°,2 à dix heures. Mais le soir, elle est encore à 39°,4, avec 135 pulsations. Pas de toux, mais râles humides disséminés dans la partie postéro-inférieure des deux poumons.

24. — Même état. Toutefois, la malade garde un peu plus longtemps les boissons administrées. T. m. 41°,2. Antipyrine. Injections de chlorhydrate de quinine au 1 20. Le soir, T. 38°,6. 145 pulsations.

25. — Nuit calme ; défervescence ; plus de torpeur ; plus de vomissements. Le soir, T. 38°.

26. — Pas de fièvre le matin, encore 38° le soir.

La convalescence arrive lentement ; pendant huit jours l'enfant est extrêmement faible ; un peu de force revient les huit jours suivants. Plus tard, elle est mieux encore, mais elle éprouve de la céphalalgie et des douleurs dans les jambes de temps en temps ; elle est devenue très irritable.

OBSERVATION XXX
(Th. de Trastour : Obs. VI.) (Résumée).
Grippe. Méningisme. Paralysies oculaires. Guérison.

G... Marthe, 17 ans, domestique, entrée le 9 juin 1893. Père alcoolique. N'a jamais été malade.

7 juin. — Début brusque par céphalalgie intense, lassitude générale ; elle continue à travailler. La nuit suivante, fièvre. Le 8, elle ne peut se lever. Le 9, arrive à l'hôpital, très abattue, avec une fièvre intense, de la diarrhée. Dans la soirée, épistaxis très abondante, un vomissement à la suite de l'administration de salol. Pas de vomissements depuis.

Le 10, la malade est étendue dans son lit, somnolente, immobile, les yeux mi-clos. Quand on l'interroge, elle répond nettement, mais au bout d'un instant, d'un air ennuyé. De temps en temps, quelques plaintes, mais pas de délire. *Strabisme convergent, pupilles dilatées, mais égales et non paresseuses ; les mouvements du globe oculaire sont limités dans le sens latéral, impossibles de bas en haut. Ptosis permanent. Diplopie* non constante. Narines dilatées, lèvres serrées sans trismus. Le pharynx est rouge, couvert de mucosités. Ventre souple, non douloureux à la pression, pas de raideur de la nuque. Hyperesthésie cutanée ; pas de taches. Poumons et cœur normaux. Urines un peu albumineuses. TRAITEMENT : quinine et antipyrine. Potion antiémétique de Rivière. Sinapismes.

Le soir, on trouve la malade dans un état de torpeur profonde : il est difficile d'en tirer une réponse ; voix chevrotante. *Raideur du cou, tête renversée en arrière.*

11. — Assoupissement moindre ; réponses faciles. Les yeux sont un peu plus libres ; de temps en temps, encore du strabisme, des mouvements isolés ; plus de diplopie, ni de raideur de la nuque. Le malade se plaint de céphalalgie frontale et de douleur dans les oreilles. La diarrhée persiste. T. 39°,8. Le foie est énorme et la rate elle-même très volumineuse. Dans la soirée, épistaxis assez abondante. T. 40°,7 ; dans la nuit, cris violents.

12. — Légère épistaxis le matin. T. 40°,5 matin et soir.

13. — Assoupissement marqué ; réponses intelligentes, mais lentes ; diarrhée. Pouls 100. T. 40°. TRAITEMENT : sangsues derrière les oreilles.

14. — Amélioration de l'état général. Réponses plus faciles, mais strabisme inconstant sans diplopie. Deux vésicules d'herpès sur la langue. TRAITEMENT : idem.

15. — L'amélioration s'accentue ; la malade demande à se lever ; les yeux sont tout à fait libres et normaux. Pouls 112. T. 39°,5.

16. — La malade parle facilement. Encore un peu d'albumine dans les urines. Le foie est toujours énorme, rejoignant la rate. T. 39°,6.

Les jours suivants, défervescence graduelle ; la convalescence s'établit ; la malade sort guérie le 4 juillet.

OBSERVATION XXXI

(Th. de Levêque : Obs. 1.) (Résumée).

Grippe. Méningisme. Pouls et respiration irréguliers. Inégalité pupillaire. Extrême mobilité des symptômes. Guérison.

M..., Alphonse, 8 ans, entré le 30 décembre 1892. Père mort d'accident ; mère bien portante ; trois frères ou sœurs bien portants. Rougeole et scarlatine à 6 ans. Début 15 jours avant l'entrée par des douleurs de tête et de ventre. Il y a eu plusieurs vomissements bilieux ou alimentaires. Pas d'épistaxis. Constipation dès le début de la maladie. Toux depuis quelques jours.

A l'entrée. Attitude en chien de fusil ; l'enfant, grogron, ne répond pas aux questions. De temps en temps, *cri plaintif et prolongé.* En insistant, on ne peut en tirer que ces mots : « *J'ai mal à la tête* ». *Raideur complète de la nuque. Ventre rétracté. Raie méningitique* très nette, lente à apparaître et à disparaître. *Pouls à 112, petit, irrégulier, intermittent* (une intermittence toutes les 8 ou 10 pulsations). *Pupille gauche un peu plus large que la droite. Respiration irrégulière, de temps en temps une pause.* Langue saburrale. *Constipation opiniâtre.* — T. 39°.

31 décembre. — Mêmes signes. La nuit, le malade a crié continuellement, il n'y a pas eu de vomissements. T. 37°. TRAITEMENT : Calomel. Le soir, T. 39°,2.

1er janvier, matin. T. 37°. L'enfant est très abattu ; le ventre est maintenant ballonné, une selle diarrhéique, pas de taches rosées. Cris plaintifs continuels. Raie méningitique moins nette. Persistance de la raideur de la nuque, des signes respiratoires et circulatoires. Poumon normal à la percussion et à l'auscultation. TRAITEMENT : Antipyrine. Le soir, T. 38°,9.

2. — Idem. La constipation reparaît. T. m. 38°. T. s. 38°,5. Lavements.

3. — Au matin, même attitude, même raideur de la nuque ; mais la nuit a été meilleure, la constipation a cédé, le ventre est de nouveau ballonné. Respiration régulière ; plus d'intermittence du pouls. L'enfant, moins abattu, répond aux questions. Traitement : Bains froids dans l'hypothèse d'une grippe à forme méningitique. T. du soir, 38°,5.

4. Au matin, amélioration sensible ; enfant plus éveillé ; l'attitude pelotonnée a cessé, mais non la raideur de la nuque, ni la céphalalgie. T. m. 36°,8. A midi (38°,5), bain. Le soir, l'amélioration persiste et cependant la température est brusquement remontée à 39°,4. Après un bain, elle tombe à 37°.

5. — L'amélioration continue ; plus de cris, ventre normal. T. 37°. Deux bains, l'un à six heures du soir (38°,5 avant le bain, 37° après), l'autre à onze heures (39°,7 avar le bain, 38°,6 après).

6. — Idem. T. m. 36°,5. T. s. 39°,7. Un bain le soir (39°,7 et 37°,8).

7. — Amélioration considérable. Plus de céphalalgie. Raideur de la nuque beaucoup moindre. L'enfant répond bien aux questions, s'est assis sur son lit et a regardé des images. Mais le soir, T. 39°,2. Bain (T. 37°,4 après).

8. — L'enfant s'assoit sur son lit, prend lait et potage ; il ne se plaint plus. T. m. 36°,8. T. s. 38°,5. On remarque qu'il persiste une légère raideur de la nuque et de la constipation.

9. — T. 36°,8 et 36°,5. { L'enfant s'intéresse à tout ce qui l'en-
10. — T. 36°,5 et 36°,9. } toure et peut être considéré comme guéri.

11. — Au matin, T. 37°,6. Il y a eu un *vomissement bilieux à caractère cérébral*. L'enfant redevient bruyant et reprend son *attitude en chien de fusil*. T. s. 38°.

12. — T. m. 38°,6. Les symptômes méningitiques (*raideur de la nuque, raie méningitique, pouls à 101, irrégulier comme la respiration*) réapparaissent et reprennent leur intensité primitive. Traitement : Calomel. T. s. 38°.

13. — L'état semble un peu meilleur. Plus de céphalalgie, l'attitude en chien de fusil a cessé, mais l'enfant est toujours très abattu, le pouls légèrement irrégulier. T. m. 36°,6 T. s. 36°,8.

14. — T. m. 37°,2. T. s. 39°,5. Le malade est couché en chien de fusil. Réapparition de la céphalée. Exagération de la raideur de la nuque. Ventre très rétracté. Constipation opiniâtre. Pouls petit, inégal. Respiration irrégulière.

15. — Idem. T. m. 37°,4. T. s. 37°,3.

16. — Amélioration considérable ; l'enfant est assis sur son lit et parle. Plus de céphalalgie. Pouls et respiration réguliers. T. m. 36°,3. T. s. 37°.

17 et 18. — État excellent. La température oscille autour de 37°.

19. — La température remonte à 37° et 38° sans aucune modification dans l'état du malade. Amélioration progressive.

La température oscille entre 37° et 37°,7. L'enfant entre en convalescence. Le 1er juin, il est complètement guéri.

OBSERVATION XXXII

[Th. de Claverie : Obs. I.) (Résumée].

Grippe. Méningisme. Fièvre dissociée. Dysphagie. Parole embarrassée. Cheynes-Stockes. Guérison.

François L...., 22 ans, soldat d'infanterine de marine, entré à l'hôpital le 13 février.

Le *9 février* sont survenus les symptômes initiaux ordinaires d'une affection fébrile. Même état jusqu'au 13, date de l'entrée à l'hôpital.

ÉTAT ACTUEL : *Tête renversée en arrière,* congestionnée. Attitude pelotonnée. *Pas de selles depuis trois jours.* Vive douleur à la région cervico-occipitale. Hyperesthésie généralisée : *au moindre contact, soubresauts convulsifs.* Urines albumineuses. T. m. 39°,8. T. s. 40°,2. P. m. 95. P. s. 110. TRAITEMENT : calomel, sangsues à la nuque.

14. — La douleur cervico-occipitale a beaucoup diminué. *Les mouvements de flexion de la tête sont douloureux. Diplopie bien marquée. Le ventre est un peu rétracté ;* il y a eu plusieurs selles liquides la veille et pendant la nuit. Pouls dicrote. T. m. 40°,3. T. s. 40°,3. P. m. 150 ; P. s. 110. TRAITEMENT : calomel, chlorate de potasse.

15. — Hier le malade s'est plaint d'oppression respiratoire. Le matin, râles sibilants assez nombreux disséminés, prédominant à gauche ; un peu de submatité au sommet droit. La raideur du cou a augmenté, la tête est dans une extension exagérée. La diplopie a disparu. L'hyperesthésie a diminué. *Mais la parole se prend*, elle est difficile, embarrassée, scandée. *Dysphagie. Raie méningitique* pour la première fois. Il y a sept à huit selles diarrhéiques (calomel). T. m. 39°,7 ; T. s. 39°,9. P. m. 100 ; P. s. 90. Traitement : calomel, chlorate de potasse, vésicatoire à la nuque.

16. — Etat général meilleur. Respiration plus libre. Mouvements de la tête plus faciles. La langue, qui, jusqu'ici, avait été sale, se nettoie. Pouls plein, vibrant. Selles diarrhéiques. T. m. 39°, 5 ; T. s. 39°,4. P. m. 95 ; P. s. 104. Traitement : calomel, chlorate de potasse.

17. — La douleur cervico-occipitale reprend son intensité première. Le pouls redevient mou et dicrote. Plusieurs selles diarrhéiques ; pas de douleurs dans les fosses iliaques. T. m. 39°,6 ; T. s. 39°, 8. P. m. 95 ; P. s. 90. Traitement : Idem.

18. — Le malade a de la *parésie des membres*, mais la moindre pression détermine des soubresauts *convulsifs* violents. La langue est fuligineuse. Le ventre se rétracte. *Cheynes-Stockes net.* Le malade reste immobile dans le décubitus dorsal, pelotonné. T. m. 39°,3 ; T. s. 39,1. P. m. 100 ; P. s. 95. Traitement : sulfate de soude.

19. — Les fuliginosités de la langue ont envahi les lèvres et les gencives. Selles très abondantes. T. m. 39°,7 ; T. s. 40°,2. P. m. 90 ; P. s. 100. Traitement : potion à l'iodure de potassium, calomel.

20. — Aggravation : la parole, déjà scandée, s'embarrasse ; le malade, abattu, ne répond que par signes, mais l'intelligence reste nette comme auparavant, pas de troubles psychiques. Il ne présente aucun trouble sensoriel. La raideur du cou, qui diminue un jour pour revenir le lendemain, est aujourd'hui un peu moindre. Quatre selles liquides depuis hier matin. Un peu de toux sans expectoration. Râles sibilants sous les clavicules, disséminés en arrière. Le soir, à la contrevisite, somnolence ; alternatives de rougeur et

de pâleur intenses au visage. Rien au cœur. T. m. 39°,5 ; T. s.
40°,2. P. m. 90 ; P. s. 100. TRAITEMENT : potion à l'iodure, thé
punché.

21. — Amélioration sensible. Parole plus nette, respiration
plus régulière, le Cheynes-Stockes n'est plus qu'intermittent. Ventre
plus souple et plus plat. Langue fuligineuse, mais humide. T. m.
39°,7 ; T. s. 39°,9. P. m. 100 ; P. s. 100. Le pouls est toujours
mou, dicrote. TRAITEMENT : idem.

22. — L'amélioration continue, la parole se dégage ; une
selle pâteuse ; une éruption morbilliforme apparaît, typique ; en
même temps expectoration abondante : le malade a l'aspect d'un
morbilleux. T. m. 39°3 ; T. s. 39°,7. P. m. 90 ; P. s. 104. TRAI-
TEMENT : idem.

23. — Accentuation des phénomènes éruptifs et pulmonaires.
T. m. 38°,9 ; T. s. 39°. P. m. 100 ; P. s. 104.

24. — L'exanthème semble avoir joué le rôle de phénomène
critique : presque plus de raideur du cou ; le malade se tient
debout et fait quelques pas. Pouls plein, régulier. Les fuliginosités
linguales sont peu adhérentes. Respiration maintenant régulière,
mais dyspnéique. Aux poumons, râles partout ; toux fréquente, expectoration muqueuse. Aphonie presque complète. Pas de dysphagie. T. m. 38°,6 ; T. s. 38°, 9. P. m. 100 ; P. s. 114. TRAITE-
MENT : potion d'acétate d'ammoniaque, teinture d'aconit. Sirop de
Tolu. Potion tonique au rhum et extrait de quinquina. Ergot de
seigle. 1 gr. Vésicatoire à la poitrine.

25. — Le matin, apyréxie complète. L'éruption a beaucoup
pâli. En revanche, apparition d'un groupe de vésicules d'herpès à
l'oreille droite. Sudamina à l'abdomen. Respiration plus libre.
T. m. 36° ; T. s. 36°,9. P. m. 88 ; P. s. 84. TRAITEMENT : mêmes
potions, pas d'ergot, thé punché.

26. — Le malade peut être considéré comme hors de danger ;
éruption presque disparue ; la langue est bonne. Plus d'albumine
dans les urines. T. m. 36°,9 ; T. s. 38°,5.

A partir de ce moment la convalescence commence, lente, mais
régulière ; l'albumine reparaît le 3 mars pour la dernière fois.

Nous insisterons sur cette dernière observation, où
le méningisme de la base est si nettement accusé,
qu'on voit apparaître le syndrome labio-glosso-laryngé. Nous pensons qu'ici ce syndrome doit être
rapporté au bulbe : à l'opposé de ce qui est rapporté dans l'observation VI où nous lui avons attribué
une origine cérébrale, l'intelligence est signalée
comme restant absolument nette pendant toute la
durée de la maladie ; en outre le syndrome en question s'y accompagne de troubles dyspnéiques caractérisés, de fièvre dissociée, de phénomènes vaso-mo-
teurs terminaux, dont l'association contribue à nous
faire admettre que le bulbe a été touché, mais très
faiblement. Nous pensons que la moelle n'a pas été
indemne et la parésie des quatre membres doublée
d'hyperesthésie généralisée indique une légère irritation médullaire.

A propos du méningisme spinal, nous signalerons
des cas analogues, où l'on a noté une propagation des
troubles fonctionnels de la moelle vers le bulbe.
Nous dirons même qu'il conviendrait de distinguer
un méningisme bulbaire, dans lequel rentreraient
bon nombre des cas précédents, ainsi que ceux englo-
bés d'habitude sous le nom de grippe syncopale. Des
faits très intéressants à ce dernier point de vue ont
été signalés en 1890 par Peter ; les thèses de Césilly
et de Virey en contiennent un certain nombre. On
connaît, enfin, quelques cas de diabète sucré d'origine
grippale.

Il convient, en présence de ces faits, de réserver le
pronostic ordinairement bénin du méningisme fonc-

tionnel. Il est, en effet, deux fonctions, qui dans le corps humain commandent à toutes les autres, parce qu'elles seules permettent à tous ses éléments de recevoir constamment les ressources nécessaires à la vie : ce sont les fonctions de la circulation et de la respiration : l'une apporte le combustible, l'autre le comburant. Un arrêt, fût-il momentané, dans l'exercice de ces deux fonctions, suffit à causer immédiatement la mort. Les centres qui président à ces fonctions sont dans le bulbe, en un point qu'on a si justement nommé le *nœud vital*. Qu'un trouble fonctionnel atteigne ces centres, vu l'importance primordiale des fonctions auxquels ils correspondent, les symptômes résultants prendront une gravité extrême; le méningisme, même fonctionnel, sera le plus dangereux de tous : il tuera comme la rage. Il importait d'insister sur ce point ; car, outre les formes franchement bulbaires dès l'origine, il faut compter avec la propagation vers la moelle allongée de processus légers partis du cerveau et de la moelle. Ceux-ci, en approchant du bulbe, par en haut ou par en bas, prennent une gravité croissante au fur et à mesure qu'ils intéressent plus activement les centres circulatoires et respiratoires. L'observation précédente indique que parfois l'atteinte peut être si légère qu'elle n'amène aucune issue malheureuse ; nous appellerons l'attention sur la mobilité des symptômes, si remarquable dans ce cas ainsi que dans le précédent : elle est liée, nous semble-t-il, à l'évolution bénigne de la maladie. Mais, dans d'autres circonstances, la mort peut survenir, foudroyante.

L'observation suivante, empruntée à M. Mairet,
donne un exemple de point de départ cérébral ; on
trouvera au chapitre des méningites spinales l'exemple d'un point de départ médullaire. Bien que dans
ces deux cas l'autopsie n'ait pas été faite, nous pensons que vraisemblablement les lésions n'ont point
été en rapport avec les symptômes observés.

OBSERVATION XXXIII

Mairet. (Thèse de Le Joubioux.) (Résumée).

Grippe. Méningisme cérébral, puis bulbaire. Mort.

X ..., 40 ans, entrepreneur, grippe thoracique, état de surexci-
tation auquel succède bientôt du *délire*, accompagné d'une agitation
considérable et d'*hallucinations* terrifiantes. Le malade voit rouge.
Un peu de *tremblement des extrémités*. Congestion active des
pommettes. Sur des renseignements erronés, on fonde le diagnostic
de délire alcoolique. T. 38°,4. P. 86.

Le lendemain, brusquement, la respiration devient irrégulière
(pauses rappelant le *Cheynes-Stockes*), le *pouls lent, intermittent* ;
*légère déviation des traits d'un côté. Déglutition impossible.
Fixité du regard.* Le diagnostic de délire alcoolique est éliminé,
on admet une lésion de la base avec prédominance du côté du bulbe.

Quelques heures après la visite du médecin, ce malade succombe.

*3° Observations indifférentes au point de vue de la
localisation des symptômes dans l'encéphale.*

Parmi les observations qui suivent, les unes repré-
sentent un méningisme absolument nu, les autres, un
méningisme composite indiquant des troubles fonctionnels aussi intenses à la convexité qu'à la base. Les
observations XXXIV, XXXV et XXXVI appartiennent
à la première catégorie, les observations XXXVII,
XXXVIII, XXXIX et XL à la seconde.

OBSERVATION XXXIV

LEGENDRE. (*Rev. prat. d'obstétr. et de pédiatr.*, 1889.) (Résumée).
Grippe. Méningisme. Guérison.

Enfant de 4 ans, pris brusquement après son goûter de *céphalalgie frontale* ; il pâlit, *vomit* et reste abattu, criant, pleurant, portant les mains à sa tête, a froid. Aussitôt on le couche : *nouveaux vomissements qui se répètent dans la nuit* (bilieux ou muqueux). Agitation. Douleurs prédominantes à la tête et au ventre. Visage animé, congestionné ; pas de toux. Deux épistaxis insignifiantes pendant la nuit. Urines rares et rouges, non albumineuses. Pouls très rapide. T. 38°,5 ; 39°,5 et 40°.

Le lendemain matin, langue couverte d'un enduit épais d'un blanc sale, un peu jaunâtre vers le centre, les bords sont rouges. Région hépatique un peu sensible, foie légèrement augmenté. Rate normale. L'enfant, toujours accablé, refuse tout aliment et vomit encore de temps en temps ; deux garde-robes liquides fétides, précédées de coliques. Après une purgation, la langue se nettoie, la céphalalgie disparait, l'enfant reprend son visage ordinaire, la fièvre cesse. Le quatrième jour il est sur pied.

OBSERVATION XXXV

FURBRINGER. (*Deutsche med. Wochens.*, 1892 : Obs. VI.) (Traduite et résumée).

Grippe. Méningisme. Guérison.

Mlle M..., 26 ans ; bonne santé habituelle, sauf, de temps en temps, maux de tête ; fortement impressionnée en dernier lieu par des dissentiments de famille, tombe brusquement malade dans la nuit du 17 novembre 1891, avec des symptômes nerveux et gastriques, que la malade rapporte à tort à une dose modérée de rhubarbe. *Céphalalgie. Vomissements violents.* Malaise du côté de l'estomac et du bas ventre. *Constipation.* Insomnie. Pas d'élévation considérable de la température.

Le 21, douleurs du côté de la nuque. La tête est engourdie. Le 22 novembre, je vis la malade : elle restait difficilement couchée, se plaignant de violentes douleurs du côté de la tête, de la nuque et du dos. *Légère raideur de la nuque.* Douleurs lancinantes dans les extrémités inférieures. Pas de fièvre forte.

Les jours suivants, amélioration très lente. Le 30, la malade avait quitté le lit, la tête presque libre, mais faible et fatiguée. Forte anémie.

OBSERVATION XXXVI

FAISANS. (Th. de Lévèque : Obs. II.) (Résumée).

Grippe. Méningisme. Langue grippale. Guérison.

Pendant l'épidémie de 1890, je fus appelé auprès d'une enfant de 7 ans, malade depuis quatre à cinq jours. Brusquement, était survenue une *céphalalgie atroce,* déterminant des gémissements plaintifs continuels. Inappétence absolue ; il y avait eu trois ou quatre fois par jour des *vomissements bileux. Constipation absolue depuis le début.* T. 39°-40°. Devant ces symptômes alarmants, deux médecins successivement appelés avaient diagnostiqué une méningite aiguë et donné le pronostic le plus grave. A mon tour, je crus au premier abord avoir affaire à une méningite : l'enfant, quand je la vis, fronçait les sourcils, souffrait d'une grande céphalalgie, poussait des cris et fuyait la lumière. Cependant, je soupçonnai que tout cela pouvait bien se rapporter à la grippe en considérant : 1° la coexistence d'une épidémie ; 2° les bons antécédents de la malade au point de vue tuberculeux ; 3° le fait qu'un autre enfant de la même famille avait en même temps une grippe sur la nature de laquelle il n'y avait pas à hésiter. Ce soupçon se changea en certitude quand je vis l'aspect de la langue : « cet organe avait conservé sa forme normale et sa parfaite humidité, mais il présentait une coloration *blanc bleuté opaline,* que j'avais déjà remarquée dans un certain nombre de cas et considérais déjà comme caractéristique de cette affection ». Je portai le diagnostic de pseudo-méningite et rassurai les parents en leur promettant une guérison rapide.

L'événement prouva que j'avais raison : dès le lendemain, après avoir pris deux grammes d'antipyrine, l'enfant était débarrassée de tous les symptômes alarmants qu'elle avait présentés et, au bout de deux ou trois jours, elle était complètement guérie.

OBSERVATION XXXVII

GUIBOUT. (*Un. méd.*, 1851.) (Résumée).

Grippe. Méningisme. Guérison.

Mallet, enfant de 15 mois, très bien portant jusque là, prend la grippe dans la dernière quinzaine de février. Il tousse ; fièvre légère ; abattement ; râle de bronchite. TRAITEMENT : béchique et émollient.

Même état pendant deux jours. A ce moment, aggravation considérable. *La tête est renversée en arrière, la face grimaçante : pupilles contractées*, photophobie ; *un vomissement ; cris aigus et continuels ;* pouls à 135-140. TRAITEMENT : sirop d'ipéca.

Le soir du même jour, mêmes phénomènes ; il y a eu *quatre vomissements bilieux*. Pouls à 140-150. TRAITEMENT : vésicatoire à la nuque ; potion au calomel et sirop de Nerprun.

Le lendemain, même état ; il y a eu six garde-robes pendant la nuit. Mêmes symptômes que la veille. TRAITEMENT : applications froides sur le front, cataplasmes sinapisés continus aux membres inférieurs, lavement à l'huile de ricin.

A partir de ce moment, l'enfant a guéri progressivement et la guérison a été complète.

OBSERVATION XXXVIII

(*In* Th. de Trastour : Obs. VI.) (Résumée).

Grippe. Méningisme cérébral. Guérison.

Julien X..., fossoyeur, 35 ans, entré le 3 juin 1893. Rien dans les antécédents héréditaires. A séjourné 3 mois en Tunisie en 1881, y a eu la fièvre typhoïde. Pas d'alcoolisme.

Le 1er *juin* au matin. Grande faiblesse, courbature aux lombes et aux membres inférieurs. Céphalalgie intense. Grande irritabilité. *Délire* naissant.

5. — Vient à la consultation de l'Hôtel-Dieu : à ce moment, il ne peut donner le moindre renseignement, ne peut dire le nom de ses parents, ni son domicile. A dix heures du matin, il cesse brusquement de parler ; son regard prend une *fixité inquiétante* ; il faut se battre avec lui pour le coucher. Une fois au lit

reste immobile et muet ; mais à une heure de l'après-midi, il frappe sans raison un infirmier ; une heure après, il se remet à parler, parait raisonnable. Dans la nuit, nouveau délire, agitation ; il veut se lever, marcher.

4. — Regard fixe, yeux excavés : *pupille droite plus large que la gauche* : le malade ne répond que par grimaces. Langue saburrale, *ventre rétracté.* Pas de diarrhée. Quelques râles de bronchite. T. 38°.

5. — Diarrhée abondante, très liquide, jaune claire, qui persiste trois jours et cède au bismuth.

7. — Ascension brusque de la température de 38°,5 (matin) à 40°,3 (soir).

8. — Eruption de taches rosées lenticulaires à la partie inférieure du tronc. Abattement profond. Pouls 102. T. 40°,1.

9. — T. 39°,9. A partir de ce moment la température descend graduellement sans oscillations jusqu'au douzième jour, où elle est à 37°,6 (ce jour-là apparition de sudamina sur l'abdomen). Durant cette défervescence, les symptômes s'amendent, puis la convalescence s'établit et le malade sort guéri le 1er juillet, après avoir gardé assez longtemps de l'inégalité pupillaire.

OBSERVATION XXXIX

Lépine. (*Rev. de méd.*, 1895.)

Grippe. Méningisme cérébral. Guérison.

Un jeune homme de 19 ans, peintre-plâtrier, est entré à la clinique le 10 février, dans l'état suivant : température subfébrile, 38°. *Délire loquace* ; le malade parle avec volubilité, et sans s'arrêter. Il dit des mots sans suite ; il ne crie pas. *Contracture très prononcée des muscles de la nuque* ; les mouvements imprimés à la tête sont très douloureux ; pas de contracture des membres, pas de paralysie nulle part ; *pupilles dilatées*, réagissant d'ailleurs à la lumière ; un peu de photophobie : hyperesthésie généralisée, surtout marquée aux membres inférieurs ; exagération très manifeste des réflexes rotuliens ; langue sèche, ventre *rétracté, en bateau* ; *respiration très irrégulière, suspirieuse* : pouls petit et fréquent (100). *Raie méningitique* ; pas d'albuminurie ; pas de liseré de

8

Burton. La personne qui l'accompagne sait qu'il est au lit depuis douze jours, avec de la céphalalgie et des vomissements, et qu'il n'a jamais eu de colique, bien que la profession du malade dût faire songer à l'encéphalopathie saturnine, l'absence de liseré de Burton et surtout l'ensemble des symptômes de la maladie permettaient d'éliminer l'hypothèse du saturnisme. En effet, quelque variée que puisse être la symptomatologie de l'encéphalopathie saturnine, on ne voit guère dans cette affection des vomissements, de la rétraction du ventre, une contracture des muscles de la nuque, symptômes qui ressortissent à la méningite.

La marche de la maladie ne plaidait pas davantage en faveur du saturnisme. L'hypothèse d'une méningite tuberculeuse se présentait avec bien plus de vraisemblance à l'esprit. Toutefois, la nuit suivante, le délire devint tout à fait bruyant ; le malade ne fit que chanter et se lever. Or, un délire si violent n'est pas commun dans la méningite tuberculeuse. Pour ce motif, et eu égard au fait que l'état général n'était d'ailleurs pas des plus graves, nous avons pensé à l'existence possible d'une pseudo-méningite. et nous avons fait prendre des renseignements auprès du médecin qui avait vu à deux reprises le malade avant son entrée à l'hôpital. Nous avons appris que, lors de ses deux visites, le docteur Boyer avait constaté l'existence d'une température élevée, 40° lors de la première visite et 39° lors de la seconde. Nous avons appris de plus que la céphalée avait été peu marquée et les *vomissements* peu fréquents.

Avant d'être en possession de ces renseignements importants, nous avions soumis le malade au traitement par l'iodure de potassium. La température descendit à 37° : les deux jours suivants, l'état persistant sans grande modification, j'augmentai la dose de l'iodure, qui de huit grammes fut élevée à douze grammes, dose que je jugeai d'ailleurs excessive et que je ne prescrivis qu'à titre d'essai. En effet, dès le lendemain, le pouls était devenu filiforme ainsi que je l'ai déjà vu en de telles circonstances, et la température s'était abaissée à 35°,7. Cet abaissement thermique témoignait de l'influence déprimante du sel potassique sur le cœur. Je supprimai alors le médicament et la température revint aussitôt au chiffre normal 37°,4.

En même temps l'état du malade s'améliorait sensiblement ; il prenait des aliments, et le délire diminuait progressivement. Huit jours après son entrée. il était franchement convalescent. il quittait bientôt l'hôpital, parfaitement guéri.

OBSERVATION XL

ALISON. (*Arch. gén. de méd.*, 1888.) (Résumée).

Grippe. Méningisme cérébral. Guérison.

B... (Joseph), 12 ans, très impresionnable, surmené par l'étude, prend la grippe le 1er mars 1887 (le père vient d'en être atteint, sa sœur la prend 15 jours après) ; coryza, toux, courbature, etc...
Le 8 mars, amélioration ; mais la toux persiste. Le 11, survient une *fièvre violente* avec *céphalalgie* et un peu de *délire*. Le 12, *vomissements bilieux faciles ; constipation*. Abattement complet alternant avec délire. Pouls 118. Respiration 30. Température anale 40°.
Au poumon droit, au sommet, matité et respiration soufflante sans râles. Crachats incolores. Urines chargées, un peu d'albumine. TRAITEMENT : ventouses à la poitrine et aux reins. Calomel. Lavements au sulfate de soude.

13. — *Coma. Hallucinations* de la vue et de l'ouïe. *Strabisme*. Soubresauts des tendons. Légère *contracture* des fléchisseurs des doigts et des bras. Pouls 130. *Respiration irrégulière* à 34. Encore deux vomissements bilieux. *Ventre plat* et persistance de la constipation. T. 40°,2. Mêmes signes pulmonaires. TRAITEMENT : glace sur la tête, le reste idem.

14. — Même état. *Cris hydrencéphaliques, grincements de dents* et alternatives de rougeur et de pâleur. *Raideur du cou.* Plus rien au poumon. Pouls 134. Respiration 32. T. 40°. Urines très rares, chargées, bilieuses, albumine. TRAITEMENT : Idem.

15. — Idem. La respiration est très irrégulière. T. 39°,8. TRAITEMENT : Idem.

20. — La perte de connaissance est moins complète. Plus de mouvements convulsifs. Les signes pulmonaires réapparaissent très nettement (toux, matité ; respiration soufflante, bronchophonie sans râles à la base du poumon droit). Urines claires assez abondantes. Pouls 114. Respiration 27. T. 38°.

22. — L'enfant a repris connaissance. Pouls 88. Respiration
22. T. 37°,4. Persistance des phénomènes thoraciques ; éternuements ; un peu d'angine. L'amélioration est progressive, mais
l'enfant garde de sa maladie, pendant plus de six mois, de la céphalalgie et de la diminution de la mémoire.

Avant de passer au méningisme spinal, nous citerons, d'après M. Virey, l'observation suivante, remarquable par l'existence des phénomènes catalepti-
ques associés à un état soporeux et suivis d'amnésie.

OBSERVATION XLI

(Th. de Virey : Obs. II.) (Résumée).

*Grippe. Méningisme de la base. État soporeux. État cataleptique des membres
supérieurs. Amnésie. Guérison.*

C... Louis, 45 ans, jardinier, entré le 2 mars 1893.

5 mars. — Depuis son arrivée, le malade est plongé dans le *coma.*
Lorsqu'on l'interroge, il entr'ouvre les paupières, murmure et
referme aussitôt les yeux. Apporté sur son lit, il reste dans la position où on le met, absolument indifférent. Aux questions qu'on lui
pose, il répond « oui » ou bien « je ne me rappelle pas ». Néanmoins il laisse à entendre qu'il a de la *céphalalgie frontale* ; expression de souffrance à la pression du nerf susorbitaire. Yeux
saillants, regard vague, pas d'inégalité pupillaire. Embarras de la
parole assez net ; *il bégaie,* répète toujours : « Je suis faible ».
Ventre plat, légèrement creusé en bateau, non douloureux à la
pression. *Constipation.* Rien aux poumons, par intervalles *quelques grandes inspirations.* Rien au cœur, pouls régulier, mais
faible à 70 environ. Réflexes diminués. *Rétention complète* (cathétérisme.) Ses urines sont foncées, mais sans albumine. T. m. 37°,6
T. s. 37°,8.

4. — Même abattement, même indifférence. Si on lève en
l'air un bras ou les deux bras à la fois, on note une *tendance à la
catalepsie,* surtout marquée du côté gauche : les bras soulevés restent en l'air. Constipation. T. m. 37°. T. s. 37°,2.

6. — Raie méningitique. On tend à diagnostiquer une méningite tuberculeuse.

7. — Le malade est plus éveillé, la parole plus nette, la langue est moins sèche. Le pouls tend à se ralentir (60-64). *Contracture de la nuque;* mais l'état cataleptique des membres supérieurs persiste, l'état général est meilleur, le malade n'est plus indifférent, répond, sourit même. On songe à la grippe. T. 37°,6.

8. — L'amélioration de la veille ne se continue pas. De nouveau, somnolence. Quelques mouvements désordonnés; perte du sens musculaire; le malade lève les deux jambes à la fois au lieu d'une seule. Pouls à 60. Pas d'albumine.

9. — De nouveau, amélioration. La céphalalgie et les autres symptômes, qui faisaient songer à une méningite tuberculeuse, ont disparu; les mouvements sont libres; pour la première fois, le malade peut boire lui-même. Pouls régulier à 60. On peut interroger le malade : c'est un étranger qui a été amené par les sergents de ville; il se rappelle que depuis une quinzaine de jours il était très fatigué, avait des douleurs dans les membres et en dernier lieu des maux de tête survenus subitement. Mais il ne peut dire ce qui s'est passé à partir de ce moment jusqu'à son entrée à l'hôpital où il est fort étonné de se trouver.

10. — Le mieux persiste. Le malade a plus de force. Pouls filiforme à 60.

12. — L'incontinence d'urine cesse. Mouvements plus aisés. Le malade demande à manger.

17. — L'amélioration continue, le pouls se relève à 74. La sensibilité est revenue, mais elle est encore amoindrie.

20. — Le malade marche en s'appuyant sur ses voisins.

23. — Légère diarrhée. Ventre de nouveau rétracté, le pouls de nouveau ralenti, la langue de nouveau sèche.

24. — Le malade un peu abattu est très faible. La main gauche est manifestement plus forte que la droite.

25-26. — L'amélioration recommence : la langue redevient humide, le pouls normal.

10 avril. — La convalescence est assurée.

20. — Le malade sort guéri.

II. — MÉNINGISME SPINAL

Dans le méningisme spinal, la rachialgie est le symptôme élémentaire. Comme à la céphalalgie, dans le méningisme cérébral, il s'y joint en général de la constipation ainsi qu'un appareil fébrile. La rachialgie a comme caractéristique d'être exagérée par la pression ; en outre, les douleurs spinales s'irradient en général dans le sens des troncs nerveux émanés de la moelle, au niveau présumé de l'irritation méningée.

En général, la rachialgie est lombaire et ses irradiations se font dans les membres inférieurs. Mais ce type si simple peut se compliquer par l'adjonction de phénomènes moteurs localisés également aux membres inférieurs. L'irritation spinale peut encore s'étendre, en même temps qu'elle s'accentue, en se propageant vers les parties inférieures du rachis ; elle détermine alors des troubles fonctionnels du côté des réservoirs ; elle peut se propager au contraire vers la moelle dorsale et cervicale ou même vers le bulbe et l'encéphale.

On notera ces différentes variétés de méningisme spinal simples ou complexes, dans la série ordonnée des observations qui suivent.

OBSERVATION XLII

CLAUDOT. (Th. de Strasbourg, 1857.) (Résumée).

Grippe. Méningisme spinal. Rachialgie et raideur lombaires, irradiations dans les membres inférieurs. Guérison.

¡ Adèle Bohn, 40 ans, d'une bonne constitution ; entrée le 10 février 1837. La maladie a commencé par *des douleurs lombaires avec raideur de la colonne vertébrale, si violentes qu'elles arra-*

chaient des cris à la malade. *Elles se propagèrent bientôt aux jambes. Des ventouses furent appliquées en vain à plusieurs reprises.*

11 février. — Etat actuel : face rouge, exprimant la douleur, chaleur à la tête sans céphalalgie ; douleurs lombaires si vives qu'elles arrachent des cris, s'exaspérant au moindre mouvement ; elles se prolongent dans les cuisses qui sont très faibles et incapables de mouvements. Toux fréquente ; crachats muqueux ; râles muqueux disséminés ; ventre dur, tendu, douloureux à la pression ; peu de chaleur à la peau, pouls élevé, subfréquent.

13. — Les douleurs lombaires ont diminué, mais se sont étendues vers la cuisse et la jambe du côté droit. *Constipation.*

17. — Ces symptômes après avoir à peu près disparu reprennent de nouveau.

22. — La constipation a disparu ; il ne reste que de la raideur dans les lombes. La *céphalalgie* qui avait apparu le *20* a diminué. Dès le *25* commence la convalescence ; la guérison est complète le *12* mars. Le traitement avait consisté essentiellement en ventouses scarifiées aux points douloureux.

OBSERVATION XLIII

BILHAUT. *(Bull. et Mém. de la Soc. de thérap.,* 1890.) (Résumée).

Grippe. Méningisme spinal. Rachialgie lombaire ; contractions fibrillaires des membres inférieurs. Guérison.

Adulte de 41 ans. Accès de grippe le 12 décembre 1889. Le 14 décembre au matin, apparaissent des *contractions fibrillaires des membres inférieurs* prédominant à droite. *Rachialgie intense exclusivement lombaire.* Rien au cœur ni aux poumons. T. 39°. Dans la journée, nausées et vertiges. Prostration considérable. T. s. 39°,5.

16 décembre. — T. 37°, urines sédimenteuses ; les contractions fibrillaires cessent.

La guérison complète arriva après que les vertiges eussent duré encore huit jours, et la douleur lombaire trois semaines ; longtemps la marche resta fatigante.

OBSERVATION XLIV

Communiquée par M. le Professeur agrégé ROQUE. (Inédite).

Grippe. Méningisme spinal. Rachialgie lombo-dorsale. Paraplégie spasmodique des membres inférieurs. Guérison.

X..., 20 ans, jardinier, entré le 3 février 1893. Pas d'antécédents héréditaires ni personnels ; ni syphilis, ni alcoolisme. Quelques douleurs rhumatismales assez vagues l'année dernière.

Le 15 janvier 1893, il contracte la grippe : frissons répétés, courbatures généralisées, douleur sus-orbitaire, troubles digestifs, anorexie, éternuements fréquents et coryza ; bientôt toux assez vive avec expectoration muco-purulente. Le 25 janvier, le malade éprouve de vives *douleurs dans la région lombaire*, provoquées surtout par les mouvements et qu'il attribue à un lumbago. Le 28 janvier, les douleurs s'irradient dans les membres inférieurs, même au repos et s'exaspèrent à l'occasion des moindres mouvements volontaires, provoquant des *contractures* qui rendent la marche et la station debout impossibles.

A l'entrée, le 3 février, *paraplégie spasmodique* incomplète ; le malade peut encore se tenir debout sur ses membres inférieurs et cette station, même non prolongée, amène des contractures et des soulèvements en masse dans les muscles de la cuisse. La marche est presque impossible, les jambes restant fixées en extension forcée. *Exagération des réflexes patellaires. Trépidation épileptoïde.* Pas de troubles de la sensibilité, pas d'atrophie. Les deux dernières vertèbres dorsales et les vertèbres lombaires sont *douloureuses à la pression.* Le contact d'un corps froid ou chaud est également douloureux à ce niveau.

Rien du côté des réservoirs. Le malade a repris des *céphalées*, ne dort pas la nuit, les troubles digestifs et l'anorexie ont réapparu, pas de fièvre.

12 février. — Les douleurs spontanées ont disparu, d'abord dans les membres inférieurs ; depuis trois jours, la contracture est moins marquée ; plus de trépidation épileptoïde. Le malade fait quelques pas. L'hyperesthésie de la colonne est moins vive.

17. — La force reste diminuée dans les deux membres inférieurs à la flexion comme à l'extension. Plus de contracture. Les réflexes sont égaux et presque normaux. Le malade peut rester debout. La marche est encore pénible.

2 mars. — Grande amélioration. Malgré un peu de faiblesse dans les membres inférieurs, le malade qui n'a plus ni rachialgie, ni contracture, demande sa sortie.

Les observations précédentes n'indiquaient à peu près que des accidents d'origine lombaire ; dans celles qui suivent, on note une propagation des troubles fonctionnels vers les parties inférieures ou vers les parties supérieures de l'axe cérébro-spinal.

OBSERVATION XLV

BILHAUT. (*Loc. cit.*, Obs. II.) (Résumée).

Grippe. Méningisme spinal. Rachialgie lombaire. Trémulations dans les membres inférieurs. Rétention d'urines et constipation. Guérison.

Adulte de 63 ans. Aucun antécédent ni tare spéciale. Début brusque le 24 décembre : douleurs dans les membres inférieurs qui empêchent le malade de remonter seul chez lui. Frissons. T. 39°7. *Rachialgie intense. Céphalalgie* sus-orbitaire, nausées, vertiges. Rien aux poumons.

25 décembre. — *Rétention d'urine.* T. 39°8. Le soir : T. 40°1. La vessie continue à se distendre. Extraction à la sonde de 500 gr. d'urines foncées. *Constipation.*

26. — Mêmes symptômes. En outre, *trémulations très marquées dans les muscles de la fesse et de la cuisse* (spontanées ou provoquées).

3 janvier. — Pour la première fois, la miction est spontanée ; atténuation très marquée des douleurs lombaires.

8. — Selles régulières. Un peu de raideur dans les membres inférieurs et dans la région lombaire, avec une légère hyperesthésie.

OBSERVATION XLVI

(de Th. d'Ulliel : Obs. II.) (Résumée).

Grippe. Méningisme spinal. Rachialgie étendue. Irradiations dans les espaces intercostaux. Tendance à la contracture. Guérison.

C... (Jean), doreur, né à Lyon ; entré le 26 janvier. Rien dans les antécédents héréditaires. A 14 ans, le malade dit avoir eu à la suite d'un refroidissement. Depuis sept ans, il souffre de douleurs généralisées avec inflammation des articulations des membres inférieurs. A la fin de décembre 1889, grippe (maux de tête et de gorge qui cessèrent quelques jours après).

Le 29 janvier surviennent des *douleurs* très vives, *irradiées le long de la colonne et dans les membres inférieurs.* Elles prédominent au niveau des vertèbres cervicales, cessent le long des premières dorsales et réapparaissent dans les cinq ou six dernières dorsales pour se prolonger jusqu'au sacrum.

Points douloureux dans les membres intérieurs à l'émergence du sciatique, dans l'épaule droite, dans les espaces intra-costaux. Réflexes rotuliens exagérés, *tendance à la contracture.* Rien au cœur ni aux poumons. Urines très chargées. TRAITEMENT : antipyrine et pulvérisation d'éther sur la colonne.

4 février. — Toute paraplégie a disparu. Plus de contracture ni d'exagération des réflexes.

6. — Le malade sort guéri.

OBSERVATION XLVII

Communiquée par M. le Professeur agrégé ROQUE. (Inédite.)

Grippe. Méningisme spinal. Rachialgie généralisée. Paraplégie spasmodique. Titubation. Propagation vers la colonne cervicale. Guérison.

X..., 30 ans, fumiste ; entré le 5 juin salle Saint-Augustin. Antécédents héréditaires nuls, ni syphilis, ni alcoolisme. La maladie actuelle remonte au 2 mai. A cette époque, le malade se trouvait à Rouen. Il éprouva subitement quelques frissons, de la céphalée, eut des courbatures généralisées et se mit à tousser. Il dut garder la chambre et s'aliter ; il eut de la fièvre, de l'anorexie absolue. Au bout de quatre jours il prit mal à la gorge. Il fut alors transporté à l'hôpital de Rouen où de la quinine et quelques gargarismes lui furent administrés. Sept jours après, la fièvre tombe, le mal de gorge est guéri ; mais le malade commence à ressentir des douleurs vives dans les membres inférieurs. La céphalée revient plus intense, et le lendemain, le malade avait une paraplégie qu'il décrit comme ayant été une paralysie spasmodique. Elle persista cinq jours ; la rachialgie très vive et la céphalée empêchaient complétement le sommeil, sans qu'il y eût jamais de troubles fonctionnels de la vessie et du rectum. Le cinquième jour, la rachialgie cesse ; les contractures disparaissent, il ne reste que de la faiblesse dans les membres inférieurs. Le malade sort le 1er juin ayant encore un peu de paraplégie flasque des membres inférieurs, et pouvant marcher sans difficulté.

Il part alors à Lyon. Sous l'influence du voyage, la céphalée se fait plus vive, avec des exacerbations nocturnes ; elle siège surtout à la région temporale des deux côtés. Les douleurs rachidiennes disparaissent ainsi que les lancées douloureuses dans les deux jambes.

A l'entrée (5 juin), la station debout est encore possible à condition d'être très peu prolongée. La marche est très difficile, les jambes sont raides. Le malade *titube* et est entraîné *du côté droit*. A l'examen on note : *de la contracture des membres inférieurs, de l'exagération des réflexes rotuliens* et de la *trépidation épileptoïde*. Aucun trouble de la sensibilité ; pas d'atrophie. Rien aux membres supérieurs. Au niveau de la colonne vertébrale, pas de déformation, mais *hyperesthésie douloureuse au niveau des apophyses épineuses de la région cervicale à la région lombaire. Raideur et contracture au niveau de la nuque.* La céphalée est exaspérée par les mouvements imprimés à la tête. Un peu de photophobie. Aucune paralysie. Rien du côté des réservoirs.

7 juin. — Nouvel examen : les réflexes sont encore un peu exagérés ; la contracture est atténuée, plus de trépidation épileptoïde ni de paralysie au niveau des membres inférieurs. La céphalée et la rachialgie ont diminué d'intensité.

15. — Le malade n'a pas eu de fièvre, il a pu dormir. L'appétit revient. La céphalée et la rachialgie sont moindres ; pas de douleur spontanée dans les membres inférieurs. La marche provoque encore un peu de contracture, il persiste une légère titubation. TRAITEMENT : pulvérisations d'éther le long de la colonne vertébrale, deux cachets de quinine (0 gr. 50 par jour). Potion avec 3 grammes d'iodure de potassium.

17. — Le malade se considère comme guéri et réclame sa sortie.

OBSERVATION XLVIII
(la Th. d'Ulliel : Obs. III.) (Résumée).

Grippe. Méningisme spinal. Rachialgie lombaire. Douleurs en ceinture et dans les membres inférieurs. Crampes et contractions fibrillaires dans ces derniers. Propagation vers la colonne dorsale et vers le bulbe. Guérison.

B... (Jean), cultivateur, entre à l'hôpital le 22 avril 1890. Père bien portant. Mère morte de fluxion de poitrine. Rien dans les antécédents personnels. En janvier, dans sa maison, tout le monde prit la grippe ; seul B... paraît n'être que légèrement atteint. Mais depuis cette époque il se plaint d'une faiblesse inaccoutumée.

La maladie actuelle a débuté il y a un mois par une faiblesse plus marquée dans les membres inférieurs, des sensations de brûlure aux pieds, avec douleurs lombaires, s'irradiant en ceinture. Crampes intermittentes dans les deux jambes, surtout dans la gauche ; depuis quelques jours, accidents analogues dans les membres inférieurs devenus très douloureux. Contractions fibrillaires dans les quatre membres.

ÉTAT ACTUEL (*23 avril*). — *Raideur des membres inférieurs. Les contractions fibrillaires sont visibles. Exagération bilatérale des réflexes rotuliens. Trépidation épileptoïde bilatérale.* Pas de céphalalgie. *Pupilles dilatées.* Rien au cœur ni aux poumons.

24. — Douleurs lombaires irradiées dans les membres inférieurs. Marche un peu traînante. Torpeur intellectuelle. Regard hébété.

26. — Réflexes rotuliens presque abolis. Plus de contractions ni de tremblement épileptoïde.

28. — Douleurs passagères dans les membres supérieurs. Points douloureux à la partie supérieure de la colonne dorsale. Plus de tremblements fibrillaires.

3 mai.—Sueurs profuses. Plaques rougeâtres et violacées sur les membres inférieurs. *Pupilles dilatées. Anxiété et agitation continuelles.*

A partir de ce moment, amélioration très nette : le 4, la rachialgie a disparu ; le 6, plus aucune douleur ; réflexes rotuliens normaux ; le 16, il ne persiste plus que de légères douleurs dans les membres après la marche. — *2 juin.* — Le malade sort guéri.

Le traitement essentiel a été le suivant : Antipyrine. Pulvérisations d'éther sur la colonne vertébrale.

OBSERVATION XLIX
(In Th. d'Ulliel : Obs. 1.) (Résumée).

Grippe. Méningisme spinal. Rachialgie lombaire. Irradiations dans les membres inférieurs. Parésie et contractions fibrillaires dans ces derniers. Ralentissement du pouls. Guérison.

G.... (Emile), 19 ans, domestique, entré le 3 février 1890. Rien dans les antécédents héréditaires ou personnels. Le 26 janvier, céphalalgie assez vive ; dans la journée, épistaxis répétées. Le 27, refroidissement qui détermine en outre des frissons et de la courbature. Le soir, une angine se déclare. Le 28 janvier, œdème aigu généralisé épargnant la face, disparaissant trois jours après, faisant place à des douleurs le long de la colonne et dans tous les membres.

4 février. — Actuellement on note : *douleurs le long de la colonne, prédominant à la région lombaire, exagérées à la pression et par les mouvements, irradiées dans les membres inférieurs,* plus intenses à gauche qu'à droite. *Parésie* de ces deux membres également plus forte à gauche. Marche très difficile. *Mouvements fibrillaires* dans les membres parésiés. Sensibilité normale. Ni exagération des réflexes, ni trépidation épileptoïde. Rien aux poumons. Au cœur, souffle systolique à la pointe, entre le mamelon et le sternum. Dilatation du ventricule droit. T. m. 38°,3. Pouls petit, *lent, 64.*

5. — La paraplégie a disparu, le malade marche très bien.

7. — Le pouls, compté à quelques minutes d'intervalle, donne 48, puis 52 pulsations à la minute.

10. — Le malade sort en très bon état. Pouls 56.

OBSERVATION I.

Fiessinger (Gaz. méd. de Paris, 1890.) Résumée.

*Grippe. Méningisme spinal. Rachialgie lombaire. Propagation sur le bulbe
et l'encéphale. Syndrome labio-glosso-laryngé. Mort.*

Brie... (Alexandrine), 18 ans, se surmène au commencement
d'avril 1890 à soigner sa mère atteinte de grippe cardiaque. Dans
la première semaine de mai, elle se sent lasse, manque d'appétit,
tousse, a des maux de tête. Elle se couche le 24 mai, le même jour
que sa petite sœur âgée de 5 ans, atteinte d'une grippe bénigne qui
guérit le sixième jour. Au début, la grippe suit son évolution normale. La toux, la céphalalgie, l'épistaxis, les vomissements, les
douleurs lombaires, étaient les signes les plus accusés. Toutefois,
les douleurs lombaires étaient assez vives. Huit jours se passent
ainsi et n'apportent aucun changement à la banalité de la situation.

2 juin. — La température qui, jusqu'alors, se maintenait aux
environs de 39°, s'élève à 40°. *Les douleurs lombaires sont plus
vives et exagérées à la pression au niveau du rachis.* La malade
s'assied avec plus de peine sur son lit. *Quelques vomissements
alimentaires* surviennent.

Cette aggravation ne dure pas ; dès le lendemain 3, la fièvre
retombe, les vomissements cessent, les nuits sont meilleures.

7. — On note la *constipation.*

8. — La mère doit aider sa fille à s'asseoir dans le lit. La
nuque est un peu raide. La température remonte à 39°9. Le
délire survient dans la nuit.

La nuit du *8 au 9 juin,* les accidents se précipitent. Les bronches s'obstruent, des sibilances sont perçues à l'auscultation. Les
urines sont involontaires. En même temps apparaît un cortège de
symptômes redoutables annonçant une paralysie labio-glosso-laryn-
gée : *la parole est nasonnée, les boissons sont rejetées par le nez,
la déglutition est presque impossible, la salive s'écoule hors de
la bouche, l'articulation des mots est empâtée, hésitante. La
nuque et le dos sont en contracture rigide ; la tête est en extension, renversée sur la colonne vertébrale. Le rachis est doulou-*

reux à la pression. Les mouvements et la sensibilité des membres paraissent normaux, la malade exécute bien les mouvements qu'on lui commande. L'intelligence vers le matin est redevenue nette.

Cet état dure 24 heures. Le *pouls s'élève progressivement, atteint 160 pulsations*. La dyspnée avec battement des ailes du nez survient au moindre effort (quand on tourne, par exemple, la malade pour lui poser des ventouses sèches sur le dos'. Des injections sous-cutanées d'ergot, de caféine, d'éther, n'arrivent pas à ranimer le pouls. La malade perd connaissance à 4 heures. La mort survient le 10 juin à 10 heures du soir.

L'autopsie n'a pu être faite.

III. — MÉNINGISME CÉRÉBRO-SPINAL

Le tableau clinique offert par les observations suivantes est, dans son expression la plus nette, celui de la méningite cérébro-spinale épidémique. Aussi n'est-il pas étonnant qu'un certain nombre d'entre elles aient été rattachées à une infection pneumococcique, notamment celles qui sont empruntées à la thèse de M. Vigne. Comme nous le disions, dans le chapitre précédent, nous sommes bien loin d'attribuer, dans la pathogénie de ces cas suivis de guérison, une place exclusive à l'influence grippale ; nous avons même indiqué l'effet des toxines peumococciques comme devant être tout spécialement considéré ; mais si un malade a de la grippe, qu'il n'ait pas de manifestations pneumococciques, il semble plus naturel d'attribuer à l'action des toxines grippales le méningisme cérébro-spinal observé ; au contraire, dans les cas où une pneumonie ou une suppuration quelconque, due au pneumocoque, s'observera sous l'influence d'une grippe, il faudra tenir grand compte de l'effet possible des poisons sécrétés par ce micro-organisme ; peut-être arrivera-t-on à démêler ce qui doit être rapporté au pneumocoque ou au strepto-bacille ; pour le moment la distinction ne peut être faite et nous nous contenterons de signaler les cas qui suivent, estimant que bien souvent un syndrome méningitique pourrait y être désigné du nom de méningisme grippal *mixte* afin d'exprimer la complicité probable des poisons microbiens.

Nous signalerons au début une observation où le méningisme a pris plutôt la forme cérébrale, mais dans laquelle, cependant, on trouve signalée l'existence d'un point douloureux situé sur le trajet de la colonne cervicale en un endroit qui coïncidait avec une saillie de la deuxième vertèbre cervicale, développée par une habitude professionnelle.

OBSERVATION LI

Communiquée par M. le Professeur agrégé ROQUE. (Inédite).

Grippe. Méningisme cérébro-spinal. Point douloureux en rapport avec une déformation professionnelle de la colonne cervicale. Guérison.

X..., 19 ans, entré le 28 mai 1894. Parents bien portants. Un frère mort de tuberculose aiguë à 19 ans. Pas de maladies antérieures. Ni syphilis, ni alcoolisme.

Le 10 mai 1894, X... contracte la grippe : frissons, céphalée, courbatures généralisées, coryza intense, toux très fréquente, expectoration mucopurulente abondante. Pendant deux jours le malade reste à la chambre, puis veut reprendre son travail de maçon. Il continue tant bien que mal jusqu'au 20 mai. A cette date, la céphalée devient atroce, nouveaux frissons, contracture et asthénie générale. Il s'alite, et ne quitte plus son lit jusqu'à l'entrée.

A l'entrée, T. 38°,5. P. 60, régulier. Le malade déclare que depuis huit jours il souffre d'une céphalée horrible avec douleurs intenses, térébrantes dans toute la tête. Photophobie douloureuse. Il a eu depuis cette époque une insomnie absolue, ne peut supporter aucun bruit ; présente une *raideur très marquée de la nuque*, à laquelle on ne peut imprimer le plus léger mouvement sans provoquer des douleurs atroces. État conscient de *subdelirium*. Depuis huit jours, *trois ou quatre vomissements quotidiens et constipation absolue*.

Le ventre est dur, météorisé ; la langue sèche, grillée. Il y a une hyperesthésie générale de toute la face et de la région cervicale, qui rendent l'examen difficile. Il ne semble pas avoir de paralysie oculaire : les pupilles sont égales et réagissent bien à la lumière. Douleurs à la pression dans les masses musculaires des bras et des cuisses, pas d'autre phénomène du côté des membres. Léger précipité d'albuminisme. TRAITEMENT : sangsues aux apophyses mastoïdes ; glace sur la tête, un gramme de quinine par jour. Lavements purgatifs, médicamenteux avec un gramme de chloral et deux grammes de bromure.

3 juin. — Le malade ne vomit plus. La céphalée semble moins vive. Douleurs moins aiguës. Le sommeil revient. Il persiste un peu de subdélirium et ce qui domine, c'est l'état d'abattement et d'asthénie. Le malade reste étendu dans son lit, les yeux fermés, sans bouger, sans parler ; tout effort pour faire un mouvement ou émettre une parole lui est pénible et réveille une douleur. La raideur du cou persiste ; au niveau de la *deuxième vertèbre cervicale*, *la pression développe en particulier une couleur assez vive*, il y a à ce niveau une saillie assez marquée. Le malade était maçon et portait des pierres sur la nuque ; il n'avait jamais ressenti de douleur à ce niveau dans l'exercice de sa profession.

7. — Plus de fièvre. La céphalée a presque complétement disparu. Le malade encore faible déclare ne plus souffrir. L'appétit revient. Les mouvements de la tête dans tous les sens sont possibles. La deuxième vertèbre cervicale reste saillante, sans que la pression y soit douloureuse. Le malade s'assoit sur son lit sans difficulté.

25. — Le malade se lève et se considère comme guéri.

Dans les observations LII et LIII les troubles moteurs se rattachant à l'irritation spinale sont peu marqués ; en revanche, on y signale des accidents de rétention du côté des réservoirs. Dans les observations LIV, LV, LVI et LVII, ce sont au contraire les phénomènes moteurs qui prédominent ; les troubles de la miction ne sont pas mentionnés.

OBSERVATION LII

PLUMMERS (*Brit. med. journ.*, 10 sept. 1892.) (Traduite et résumée).

Grippe. Méningisme cérébro-spinal. Incontinence d'urines. Raideur dans les jambes. Guérison.

R. C..., employé au chemin de fer. Entré le 7 janvier 1892. Otite grippale ; l'écoulement séreux brusquement et le *délire* apparaissent. Il ne reconnait plus ni sa femme, ni ses enfants ; agitation. *Papilles dilatées*, mais sensibles à la lumière. *Exagération bilatérale des réflexes rotuliens. Incontinence d'urine. Constipation* très marquée.

30 janvier. — L'agitation diminue. Sommeil naturel.

6 février. — Le malade reprend connaissance et à partir de ce moment l'amélioration progressa lentement. Le *17 février*, guérison complète. Il n'y avait jamais eu ni paralysie, ni céphalalgie, ni douleur d'aucune espèce ; on avait observé cependant de la *raideur dans les jambes.* Le tympan présentait des cicatrices guéries de perforation.

OBSERVATION LIII

MULLER. (*Berl. klin. Wochens.*, 1890.) Traduite et résumée).

Grippe. Méningisme cérébro-spinal. Guérison.

C... M., orfèvre, marié, âgé de 50 ans ; pas d'antécédents nerveux. Pneumonie dans l'enfance ; à 21 ans, typhus ? Pas de syphilis ni d'alcoolisme.

Au début de février 1870, en pleine santé, il fut pris d'influenza. Manifestation catarrhale habituelle ; en outre, céphalalgie (même après cessation de la fièvre), faiblesse générale. Cependant le malade reprit son travail au bout du dixième jour de maladie, mais il dut se remettre au lit le 25 février avec une faiblesse considérable, une forte *céphalalgie*, des frissons ; un jour il y eut des *vomissements*. Le 6 mars, il tomba dans un état soporeux dont on ne pouvait le tirer qu'en le secouant et l'interpellant à haute voix. En même temps, *constipation* ; *incontinence d'urine* quelques jours après.

Entré à l'hôpital le *16 mars*, après dix jours de cet état soporeux. État actuel : le malade est un homme de taille moyenne, de constitution faible, en mauvais état de nutrition. Téguments pâles, sauf au niveau du sacrum où existe une plaque rouge, grande comme la paume de la main. Crâne dolichocéphale. Les yeux sont très mobiles, les pupilles égales, mais *étroites et paresseuses à la lumière*. A l'ophtalmoscope dilatation des vaisseaux, particulièrement des veines. Pas de « stanungspapille », pas d'altération de la rétine, ni de la choroïde. Acuité et champ visuels normaux. Aucun trouble de l'ouïe ni de la parole. La colonne vertébrale est un peu sensible à la pression ; *un peu de contracture du dos et du cou*. Au poumon, râles de bronchite. Respiration régulière (24), bruits du cœur normaux, pointe à peine sensible. *Pouls petit, arythmique à 76* ; le foie et la rate ont leurs limites normales. *Abdomen un peu rétracté*, urines normales, sauf un excès considérable d'indican. Pas de crampes, mais de temps en temps *tremblements convulsifs* dans l'extrémité inférieure droite. Réflexes cutanés amoindris, réflexes tendineux absents.

Le malade est couché dans son lit et semble dormir ; les yeux sont fermés, le globe oculaire tourné en dehors et en haut. Lorsqu'on l'interpelle à haute voix ou qu'on le secoue, il ouvre lentement les yeux et regarde tout autour de lui avec un air somnolent ; si les excitations extérieures cessent, il retombe dans son sommeil. La connaissance est profondément altérée ; interrogé au point de vue de la douleur, il répond qu'il ne souffre pas ; mais comme il porte fréquemment les mains à sa tête, la céphalalgie semble cependant exister.

T. (aisselle) 36°,8. TRAITEMENT : Le malade prend une très faible quantité d'aliments liquides. Calomel. Camphre à l'intérieur. Mesures prophylactiques relatives au décubitus.

Jusqu'au *20 mars*, ce tableau clinique ne change pas : mais à cette date, le malade reste plusieurs heures éveillé. Les jours suivants, l'activité du cœur se dissipe, le malade reprend de plus en plus sa connaissance. Le *25 mars*, il me salue à ma visite avec une mine enjouée et répond correctement à mes questions. Mais la mémoire est encore faible. L'appétit s'est amélioré ; le pouls est plus fort, mais il est toujours arythmique ; il y a encore de la céphalalgie.

5 avril. — Ces deux derniers signes ont disparu. La connaissance et la mémoire sont presque entièrement revenues ; le réflexe patellaire droit est un peu recouvré. Plus d'incontinence d'urine, plus d'indican en excès.

17. — Les réflexes tendineux sont entièrement recouvrés. La mémoire est redevenue bonne, mais il persiste une amnésie complète de tout ce qui s'est passé pendant la période soporeuse. Abstraction faite de la faiblesse corporelle, le malade peut être considéré comme guéri. Son intelligence n'a pas été amoindrie.

OBSERVATION LIV

(Th. de Lestra : Obs. XIV, communiquée par M. le Professeur agrégé ROQUE).

Grippe. Méningisme cérébro-spinal. Guérison.

M… (X.), 33 ans. Aucun antécédent héréditaire ni personnel. Début brusque le 1er février 1894 en pleine santé (céphalée, courbature généralisée, agitation. Le *3*, la *céphalée* augmente ; *vomissements bilieux incessants.* Le *4*, *constipation*, pouls *irrégulier ;* état semi-comateux. Le *5*, sueurs profuses ; plus de douleurs ni de vomissements. La température qui était montée au-dessus de 39° est tombée brusquement à 37°,8. Le *6*, *douleurs lombaires et sciatiques atroces.* T. 40°,2. Le *7*, *contractures des jambes ;* la céphalée et subdelirium, l'agitation ont reparu. T. 40°,9. Le *9*, grande détente : douleurs sciatiques et rachidiennes très supportables ; la température commence à descendre. Le *10*, sueurs profuses ; à partir de ce moment, les symptômes s'amendent en même temps que s'opère la défervescence, mais il persiste une grande faiblesse.

Le traitement avait consisté essentiellement en quinine associée avec l'antipyrine.

OBSERVATION LV

VIGNE. (Th. : Obs. V.)

Grippe. Méningisme cérébro-spinal. Guérison.

Après avoir passé la nuit à soigner un malade atteint de méningite, S..., jeune soldat, éprouve, le 20 février, une fièvre intense et des frissons répétés. Le matin (T. 39°,8), il suspend son service de l'infirmerie et se couche. Le lendemain, *céphalalgie violente.* On l'amène à l'hôpital où il *perd connaissance.* T. 39°; *délire bruyant. Contracture des membres*, facies grippé. Prescr. : calomel. bain chaud.

22 février. — Herpès labialis, éruption aux coudes. *Raideurs accentuées au niveau de la nuque. Rachialgie.* Délire apparait par intervalles. *Diplopie.* Douleurs dans les muscles postérieurs des cuisses. T. m. 38°. T. s. 38°,9. Prescr. : quinine, salol, pilules d'opium.

23. — *Constipation* persiste. Rétention d'urine. Diplopie. T. 39°. *Dilatation inégale des pupilles.* Le délire continue. — Bain chaud, quinine, antipyrine, benzonaphtol.

24, 25 et 26. — Céphalée toujours intense. La diplopie persiste durant quelques jours. Troubles de l'idéation cessent. Constipation rebelle. T. 39°,8. Le malade est abattu, somnolent. — Calomel, bain chaud, quinine.

27, 28 et 29. — Intelligence plus nette : le malade est plus tranquille.

Le 28, la température revient à la normale, pour ne plus remonter. Le malade se trouve beaucoup mieux.

Le *2 mars*, il demande à manger et entre en convalescence.

Pas d'albumine dans les urines.

OBSERVATION LVI

VIGNE. (Th. : Obs. IV.)

Grippe. Méningisme cérébro-spinal. Guérison.

M.... jeune soldat, atteint de grippe depuis huit jours, entre à l'hôpital le 19 février. Il est *sans connaissance. Agitation extrème; tête renversée*, il est couché sur le côté droit dans l'*attitude pelotonnée. Hyperesthésie excessive. Pas de selles depuis trois jours. Raie méningitique.* T. 39°. — Bain chaud, sinapismes et ventouses, quinine et antipyrine, lav. purg.

20 février. — Vomissements. Soubresauts convulsifs. Photophobie. *Pupilles rétrécies.* Pouls mou, 105. Herpès labial. Oppression thoracique. A l'examen des poumons, on trouve des râles sibilants assez nombreux, surtout à gauche. Un peu de submatité au sommet droit. Le *délire* persiste. Constipation. — Calomel, quinine et antipyrine. T. m. 38°,8. T. s. 39°.

21. — Le malade reprend connaissance; céphalalgie et douleurs rachidiennes excessives; 7 ou 8 selles diarrhéiques après le calomel. T. 38°,2 m. et s. — Bain chaud, ventouses, quinine.

22. — Hyperesthésie cutanée. Pouls plein, vibrant. Céphalalgie persistante. Râles sibilants sous les clavicules. Même traitement. T. m. 38°,8. T. s. 39°.

23. — Éruption aux coudes, céphalalgie très vive. Légères contractures. Pouls irrégulier à 60°. Malade somnolent. T. m. 38°,5. T. s. 39°,4. — Quinine et antipyrine, sinapismes répétés, bains.

24. — Un peu mieux. La raideur persiste quand on veut le faire lever. T. moins élevée, 38°,2 m. et s. — Pilules d'opium.

25. — Il va assez bien, il paraît moins raide. T. 32°,2 m. et s.

26. — L'amélioration continue, il se plaint encore de la tête et de douleurs dans tout le corps. Les jours suivants, tous les symptômes diminuent, les douleurs disparaissent, l'état cérébral est meilleur.

Enfin, le 5 mars, 15ᵉ jour de sa maladie, il est apyrétique et revient peu à peu à la santé. Pas d'albumine dans les urines.

OBSERVATION LVII
VIGNE. (Th. : Obs. III.)

Grippe. Méningisme cérébro-spinal. Apyrexie. Guérison.

L..... jeune soldat, entre à l'hôpital le 18 février. Grippe légère depuis trois jours. La veille de son entrée, frissons intenses après le repas du soir ; *céphalalgie violente* dès ce moment. A son arrivée, *délire* violent. T. 37°,5. Prescr. : calomel, quinine, bain à 35°.

19 février. — Le malade a déliré toute la nuit. *Pupilles inégale-ment dilatées.* Hyperesthésie cutanée et généralisée. Cœur et poumons sains. *Raie méningitique. Raideur du cou et de la nuque; vomissements.* Prescr. : bromure, éther, lavement purgatif.

20. — Mêmes symptômes, *constipation opiniâtre.* Pupilles dilatées. Fond de l'œil en bon état. Herpès labialis. Piqueté rougeâtre au coude. T. m. 37°,2. T. s. 37°,4. Prescr. : rhubarbe, lav. lax., quinine, bain chaud.

21. — Le délire disparaît dès le matin. La raideur de la tête est moins marquée, la pression sur les vertèbres toujours douloureuse. *Dos fortement creusé.* Selles abondantes. Les vomissements cessent. Céphalalgie aiguë. Pouls assez plein. T. normale m. et s.

22 et 23. — Même état, amélioration légère.

24. — Les symptômes méningitiques reprennent. La température s'élève aujourd'hui à 39°. *Pouls dur, lent.* Grande raideur. Maux de tête violents. Vomissements. *Les pupilles sont grandes, déformées, réagissant mal.* Vers le soir, le patient cesse de délirer. La température a baissé : 37°,8. Prescr. : bain, quinine.

25. — Délire. Tête moins renversée. Vomissements plus rares. T, 37°,8, 37°,7. Prescr. : opium et bain.

26 et 27. — Même état.

28. — Le malade est somnolent ; il paraît engourdi. Rachialgie plus légère, mais persistante. T. s. 38°.

Les jours suivants, une amélioration lente, mais continue, se manifeste. Très affaibli, le malade ne peut se lever.

Durant toute la maladie, pas d'albumine dans les urines.

Ce cas a été remarquable surtout par *l'absence presque cons-tante de toute pyrexie* au milieu de symptômes graves et inquié-tants.

L'observation LVIII, empruntée par M. Vigne aux leçons cliniques de M. le professeur Grasset (1), doit être

---

1) Grasset (*loc. cit.*).

rapprochée de deux autres cas analogues au point de
vue des symptômes nerveux, mais différents par leur
terminaison qui avait été mortelle (1). Dans ces deux
cas, l'autopsie avait mis en évidence un processus
exsudatif très net. Au contraire, dans le cas actuel, M.
le professeur Grasset admet un processus purement
circulatoire ou très légèrement exsudatif, encore compatible avec la guérison, et accuse les toxines pneumococciques d'avoir déterminé les accidents observés ;
l'observation ne mentionne cependant aucune manifestation pneumococcique permettant d'affirmer catégoriquement une telle influence : M. Grasset accordait, il est vrai, au paludisme, qui était mentionné
dans les antécédents du malade, une certaine part dans
le déterminisme des symptômes.

OBSERVATION LVIII

GRASSET. (*Sem. méd.*, 1895.) Résumée *in* Th. de Vigne.

Grippe. Méningisme cérébro-spinal. Guérison.

X..., soldat du génie, est porté à l'hôpital en plein *délire*. T. 40°.
Survient un état méningitique persistant une quinzaine de jours au
moins. Le tableau de la maladie est si complet que l'on n'hésite plus
à porter le diagnostic de méningite : *Céphalée*, hyperesthésie cutanée, *raideur de la nuque et de tout le corps, renversement de
la tête en arrière, irrégularité et lenteur du pouls, vomissements,
délire* et amnésie, rachialgie, etc., tout cela n'indique-t-il pas la
méningite cérébro-spinale ? Les deux faits observés nous ont déjà
montré les degrés divers dans la lésion méningitique : chez le premier, nous étions arrivés au pus ; chez le second, nous n'avions
pas dépassé l'exsudat fibrineux. Pourquoi ne pas admettre, dit

______

(1) Voir au chapitre suivant, parmi les méningites à pneumocoques avec
pneumonie, obs. LXXXIII et LXXXIV.

M. Grasset, chez le troisième, un degré encore inférieur, une méningite à la phase purement circulatoire ou très légèrement exsudadative, un processus anatomique encore compatible avec la guérison ?

L'observation LIX, rapportée par le Dr Herland (de Rosporden), est un exemple choisi parmi cinq autres semblables, survenus dans un même milieu. Il est difficile de ne pas songer ici à la méningite cérébro-spinale épidémique ; nous rapprocherons ces cas de méningisme en série de ceux qui ont été rapportés par Kühn (1) pendant l'épidémie de 1890, et dont quelques-uns avaient été mortels.

OBSERVATION LIX

HERLAND. (*Gaz. hebd. de méd. et de chir.*, 1895.) (Résumée).

Grippe. Méningisme cérébro-spinal. Guérison.

K..., petite fille de 11 ans, mal en train depuis deux ou trois jours. Le *8 février*, elle se couche avec une *forte céphalalgie*. Dans la nuit, agitation et fièvre assez forte ; le *9 février*, au matin, *délire furieux*. Le médecin la voit dans l'après-midi : à ce moment, perte de connaissance, alternative d'agitation et de stupeur. T. 40°,2. P. 140. Facies vultueux, yeux larmoyants. Pas de signes thoraciques. Langue sèche ; sueurs profuses.

10 au matin. — Idem. Apparition d'une grande quantité d'herpès sur la joue droite. L'enfant ne sort de son abattement que pour pousser des cris violents. T. 39°,6. P. 138.

11. — L'enfant reconnait le médecin et lui parle. *Le cou est un peu raide et tend à se renverser en arrière.* Pas de tremblements dans les muscles de la face. Pupilles normales ; un peu de photophobie ; douleurs très violentes dans la tête. La langue saburrale est humide. *Constipation.* Ventre légèrement ballonné.

Pendant une dizaine de jours, l'état général se maintient sta-

---

(1) Kühn (*loc. cit.*).

tionnaire. Dans la même journée, la température varie de 36°,6 à 39°, sans aucune régularité d'ailleurs. Les minima ont lieu à des heures différentes. Le ventre est très météorisé. La langue reste humide et blanche. Selles normales. *Colonne vertébrale très sensible à la pression. La nuque devient de plus en plus raide :* l'enfant a la tête presque complètement renversée en arrière. La colonne vertébrale forme un arc de cercle.

Il est absolument impossible de fléchir la tête. Les muscles de la partie postérieure du cou forment un cordon rigide sous la peau. Le moindre effort que l'on fait pour fléchir la tête provoque des cris épouvantables. Les mouvements de rotation sont relativement faciles. L'enfant fait peine à voir. Les cris sont presque continuels. A chaque instant survient une sueur profuse. Urine toujours normale. Cœur normal.

A partir du vingtième jour, légère amélioration. La raideur de la nuque et les douleurs diminuent ; le ventre est moins dur et moins douloureux. A mesure que l'amélioration se produit, apparait un œdème qui, des paupières, gagne les malléoles, puis les jambes. Rien dans l'urine. L'enfant devient plus calme, commence à dormir ; la tête se redresse.

Au bout de cinq semaines, tout a disparu, sauf une grande faiblesse.

Il est enfin des cas où les symptômes ont été à la fois très violents et très étendus, sans toutefois avoir amené d'issue fatale.

OBSERVATION LX
VIGNE. (Th. : Obs. II.)

Grippe. Méningisme cérébro-spinal. Incontinence d'urine. Guérison.

B..., jeune soldat, atteint de grippe légère, persiste à faire son service. Le *18 février*, il éprouve des frissons, il *vomit* et se plaint de mal à la tête. Le lendemain matin, on l'amène à l'hôpital : il délire. T. 39°,6. *Rachialgie et céphalée.* Cris aigus. *Raie méningitique.* Calomel, sinapismes, ventouses.

19. — *Délire* continue. *Raideurs de la nuque et du dos.*

Éruption aux coudes et aux lèvres. *Paralysie de la vessie. Consti-pation.* Lav. purg., bain chaud, quinine.

20. — Pupilles contractées, réponses vagues, pouls con-centré. Délire bruyant; agitation continuelle; hyperesthésie cuta-née. T. 38° m. et s.

21. — Le malade reprend connaissance, il est plus calme et répond lentement. Soubresauts tendineux. Éruption érythéma-teuse sur les flancs. T. 37°,5 m. et s. Bromure, éther, sinapismes, bain chaud.

22. -- Douleurs à la nuque et au rachis. *Miction involon-taire.* Constipation. — Calomel, quinine et laudanum.

23 et 24. — Herpès labial. La face rougit et pâlit tour à tour. T. normale. Douleurs rachidiennes vives. Même traitement.

25. — Céphalalgie très intense. Le malade pleure et pousse des cris. T. normale. Sensibilité exagérée sur le trajet des troncs nerveux des membres; bain chaud, bromure et sirop d'éther.

26. — Nuit assez calme. Le malade est somnolent. Un peu d'appétit.

27 et 28. — L'amélioration persiste, plus de douleurs, l'in-telligence se dégage; à partir de ce moment, l'état général est bon, le mieux s'accentue de jour en jour et le malade entre franchement en convalescence.

Jamais d'albumine dans les urines.

OBSERVATION LXI

(Th. de Lestra : Obs. XIV, communiquée par M. le Professeur agrégé Roque.) (Résumée).

Grippe. Méningisme cérébro-spinal. Déviation conjuguée de la tête et des yeux. Opisthotonos. Contractures générales. Incontinence d'urines. Guérison.

Aucun antécédent héréditaire, ni personnel. Début brusque il y a un mois (frissons, céphalée, anorexie); il y a huit jours est sur-venue de la diarrhée, il y aurait eu des épistaxis.

A l'entrée, mêmes symptômes, surtout de la toux et de la céphalée. Abdomen météorisé, mais non douloureux; quelques gargouille-ments dans la fosse iliaque droite; petites taches rosées, légère-ment surélevées et ne disparaissant pas à la pression. Aux poumons. bruit de tempête. T. 39°,8-39°. Le 15 décembre, nouvelles taches rosées. Le 18, on baigne le malade, mais l'effet thermique obtenu ne se rapportait nullement à un typhique.

Le 19 décembre, *délire*, pouls *irrégulier*. Le 20, *rigidité de la nuque; déviation conjuguée de la tête et des yeux* à droite; *constipation*, délire d'action. Le 21, *opisthotonos; contractures généralisées. Incontinence d'urine*. A partir du 22, amélioration progressive, cris moins fréquents ; le 23, plus d'opisthotonos : le 27. plus de délire, ni de symptômes méningés. Le 1er janvier, le malade est en pleine convalescence.

Nous terminerons cette énumération des méningites cérébro-rachidiennes par le cas suivant où les accidents bulbaires ont prédominé et se sont accompagnés de lésions périphériques consécutives, surtout du côté de la vision. Nous rapprocherons ce cas de ceux où les troublesvisuels se sont terminés, au contraire, par la guérison (Obs. XXII et XXIII).

OBSERVATION LXII

CLAVELIN. (*Arch. de méd. et de pharm. milit.*, 1890.) (Résumée).

Grippe. Otite. Guérison. Récidive sur la fin de la convalescence. Méningisme cérébro-spinal. Névrite optique double. Guérison imparfaite.

Joseph H..., 22 ans. Père mort d'hémorragie occasionnée par des varices. Mère morte d'une fluxion de poitrine. Lui-même a eu une pneumonie à 18 ans. Tempérament lymphatique. Soldat depuis le mois de novembre 1889. Boulanger.

6 janvier 1890. — Il prend la grippe et entre à l'hôpital le 13 avec otite moyenne suppurée gauche. Guérison. Congé de convalescence d'un mois. Au commencement de février, nouvelle otite moyenne, mais à droite, et nouvelle poussée à gauche. Rentrée à l'hôpital le 10 février. Il allait sortir avec un congé de deux mois, quand, le 1er mars. il est pris de *violents maux de tête*, de fièvre intense (40°), et de *vomissements*. Perte de connaissance vers le 3 ou le 4, reste dans le *coma* pendant une quinzaine de jours (plusieurs vésicatoires sur le cuir chevelu). Quand la connaissance revient, il continue à souffrir de la tête, avec des vomissements fréquents. Il quitte l'hôpital le 1er mai pour aller en congé dans sa famille. Sa vue normale, avant la maladie, avait, dit-il, baissé au point qu'il pouvait à peine se conduire : *strabisme externe de l'œil droit et diplopie*. A sa rentrée au corps, le 5 juillet, le malade présente l'état suivant : forte céphalalgie frontale et occipitale persistante ; légère *contracture douloureuse des muscles de la nuque*. Paralysie incomplète du moteur oculaire commun droit (strabisme externe, diplopie). Pupilles moyennement dilatées, *paresseuses à la lumière*. Vertiges dans la station debout. *Tremblements et soubresauts dans les quatre membres*. Parésie très notable des deux bras et des deux jambes. Vomissements encore assez fréquents. Acuité visuelle : 1/5 pour chaque œil ; le champ visuel est contracté environ de moitié ; pas de daltonisme. A l'examen ophtalmoscopique, on découvre une double névrite optique. Le malade est pris à l'infirmerie et soumis au traitement suivant : iodure de potassium, 2 grammes par jour ; frictions quotidiennes sur les tempes avec onguent mercuriel ; purgatif salin tous les trois ou quatre jours.

20 juillet. — Mêmes signes oculaires. Céphalalgie moindre, mais les vomissements persistent. Acuité visuelle : 1/2 à l'examen ophtalmoscopique, les veines sont plus gonflées et flexueuses. Même traitement.

1er août. — Insomnies, persistance de la céphalalgie et des vomissements qui surviennent toujours le matin au réveil. Soubresauts musculaires moins prononcés. Parésie des quatre membres encore moins appréciable. L'état général parait bon, mais l'appétit reste médiocre. Acuité visuelle un peu supérieure à 1/2. Diplopie toujours persistante. Même contraction du champ visuel (réduit de moitié environ). Même état de la pupille. Le malade est envoyé à l'hôpital

20. — Même état, mais pas de tendance vers l'atrophie pupillaire.

27. — Le malade est réformé.

Avant de terminer ce qui concerne le méningisme fonctionnel dans la grippe, nous croyons intéressant de signaler un certain nombre de cas où les toxines grippales se sont nettement associées à d'autres poisons pour provoquer le méningisme.

I. *Influence de l'impaludisme.* — Nous avons vu que, sur quatre cas où l'impaludisme avait été signalé dans les accidents des malades (Obs. XXIV, XXV, XXX, L), deux fois le méningisme s'était signalé par des accidents psychiques assez importants.

II. *Influence de l'alcoolisme.* — Les sujets auxquels se rapportent les observations qui suivent étaient des alcooliques avérés. Le délire a pris chez eux un caractère particulièrement violent. Nous verrons que, chez les alcooliques, on voit fréquemment survenir aussi, au cours de la grippe, des méningites à pneumocoques, parfois latentes.

OBSERVATION LXIII

(X.) **TRASTOUR.** (Th. : Obs. VI.) (Résumée).

Alcoolisme avéré. Grippe. Méningisme. Délire d'action. Guérison.

L... Jean, 25 ans, manœuvre ; entré le *4 février 1887*, ouvrier raffineur, exposé aux changements de température ; alcoolique avéré (excès l'avant-veille de l'entrée. La veille au soir, pendant son travail, surviennent une céphalalgie intense, puis une forte courbature avec de la fièvre.

ÉTAT ACTUEL : Le malade est étendu, les yeux à demi fermés, *le cou raide ;* il peut à peine répondre aux questions ; souffre surtout de céphalalgie, de rachialgie. *Il va peu à la selle.* Ventre non rétracté, poumons normaux. Dans la journée, *agitation extrême* qui nécessite l'emploi de la camisole de force ; il a l'air d'un fou ; plutôt délire d'action que de parole. T. rectale 38°,5. TRAITEMENT : calomel, vésicatoire à la nuque.

5. — D'agité le malade est devenu hébété, abruti.

6. — Pharynx rempli de mucosités ; un peu de toux, hébétude.

7. — Herpès gingival et labial.

Les jours suivants, cessation de la fièvre et des accidents cérébraux. Guérison.

OBSERVATION LXIV

TRASTOUR (E.) [*Journ. de méd. de l'Ouest*, 1876.] (Résumée).

Alcoolisme. Grippe. Méningisme. Délire intense. Tremblement des doigts. Guérison.

Leny, journalière, 35 ans, entrée le **28 février 1886** : boit habituellement de l'eau-de-vie ; depuis un mois elle toussait et souffrait de fortes douleurs dans les jambes. Huit jours avant l'entrée sont survenus du *délire, de l'agitation* ; la malade voulait sans cesse quitter son lit.

A l'entrée: *Somnolence quasi-comateuse.* Immobilité, physionomie hébétée, niaise ; un peu de cyanose; les yeux sont entr'ouverts, les pupilles normales ; la malade ne répond pas aux questions qu'on lui adresse et *reste insensible à toute excitation*, ce qui fait craindre une méningite tuberculeuse. Pouls petit, fréquent, chaleur peu considérable. *Les doigts sont tremblants.*

La malade est auscultée le lendemain ; dans les deux poumons râles sous-crépitants généralisés.

Au bout de deux ou trois jours, la parole, la sensibilité et le mouvement sont réapparus, la somnolence est dissipée. Pendant quelques jours, on vit encore des crachats de bronchite. La guérison complète ne tarda pas.

Le traitement avait consisté en une poudre expectorante, avec 40 grammes de cognac.

OBSERVATION LXV

Communiquée par M. le Professeur agrégé ROQUE. (Inédite).

Alcoolisme invétéré. Grippe. Méningisme cérébro-spinal : crises tétaniques. Rétention d'urines. Guérison. Récidive semblable à la première atteinte. Guérison.

X..., 21 ans, chanteur ambulant. Salle Saint-Augustin. Entré le 1er juin 1894. Pas d'antécédents héréditaires ; pas de syphilis : *alcoolique invétéré.*

Il y a trois ans, après une maladie aiguë sur laquelle il ne peut donner de détails, le malade a été pris d'une crise convulsive avec perte de connaissance ; il aurait pris trois crises semblables qui ne se sont pas renouvelées depuis.

Le 21 mai 1894, étant en pleine santé, il eut des frissons, des *douleurs de tête*, des courbatures généralisées et prit mal à la gorge. Il se mit à tousser. En même temps, il ressentit des douleurs atroces sur tout le côté gauche de la face, accompagnées de photophobie et de larmoiement très marqués de ce côté. On dut pour cela lui faire une piqûre de morphine. Les douleurs persistèrent avec une telle intensité qu'elles empêchaient tout sommeil : le malade poussait des cris plaintifs continuels et avait des *vomissements incessants* ; le moindre contact provoquait de véritables *crises tétaniques* avec raideur et mouvements convulsifs dans tous les muscles.

Le *1er juin*, à son entrée à l'hôpital, le malade a une *raideur très marquée de la nuque*, tendance à l'*opisthotonos*, facies grippé, anxieux ; les yeux sont fermés, il ne semble pas y avoir de paralysie oculaire, les pupilles semblent réagir à la lumière. La *céphalée* arrache des cris au malade ; il lui semble que sa tête est broyée dans un étau. Il répond d'ailleurs très mal aux questions, il se trouve dans un état *semi-comateux* dont il ne sort que pour prendre des secousses convulsives et tétaniformes dans les membres supérieurs et inférieurs. *Léger trismus*. On peut faire avaler au malade quelques gouttes de liquide. Pas de vomissements. *Constipation*. Pouls (80) régulier. T. 40°.8. TRAITEMENT : Émissions sanguines au niveau des apophyses mastoïdes. 4 grammes de chloral et 4 grammes de bromure ; injection sous-cutanée de quinine matin et soir.

4. — Un peu de détente : la céphalée reste toujours horrible. Le malade n'a pas eu de vomissements ; *on a dû le sonder*. Pas d'albumine.

7. — Grande amélioration. Plus de fièvre. T. 37°,4. Le malade a dormi, mais il a toujours un peu de céphalée. Il bouge la tête, ouvre les yeux, demande à manger.

15. — Le malade s'est amélioré progressivement et peut être considéré comme guéri.

22 août. — Le malade a repris froid. Il est atteint d'une amygdalite aiguë : en même temps, la céphalée, les frissons, les courbatures généralisées ont reparu, ainsi que les douleurs vives au niveau de la tête et de la nuque.

Hier, le délire a apparu, violent ; le malade aurait même eu de nouveau des secousses convulsives dans les membres. Il rentre à l'hôpital. La température est de 39°,5. Son état est assez analogue à celui qu'il a présenté lors de son premier séjour, mais moins accentué.

23. — Grâce au chloral et au bromure, le malade a un peu dormi. Pas de délire net, mais toujours de la céphalée et de la raideur du cou.

25. — Plus de fièvre, grande amélioration. Le malade dort bien. La céphalée a notablement diminué d'intensité.

28. — Le malade va bien.

30. — Il quitte l'hôpital.

III. *Alcoolisme et saturnisme.* — Nous reproduisons l'observation suivante que M. le Professeur agrégé Roque a bien voulu nous communiquer. Nous ne chercherons pas à fixer la part qui revient à l'intoxication grippale, à l'alcoolisme, au saturnisme, dans le déterminisme des symptômes observés ; nous appellerons seulement l'attention sur l'existence du tremblement spécial et du délire hallucinatoire très nettement indiqués dans cette observation. Les observations LXIII, LXIV et LXV semblaient indiquer que l'alcoolisme peut influer sur la symptomatologie du méningisme grippal ; nous ferons observer d'autre part que, dès 1837, Vigla (1) rapportait, parmi un certain nom-

---

(1) Vigla *(loc. cit.).*

bre de cas d'affections nerveuses considérablement aggravées par la grippe, celui d'un jeune homme de 28 ans, paralysé des bras à la suite d'une colique de plomb et dont l'état avait considérablement empiré à la suite de l'épidémie.

OBSERVATION LXVI

Communiquée par M. le Professeur agrégé ROQUE. (Inédite).

Alcoolisme et saturnisme avérés. Grippe. Méningisme cérébro-spinal. Parole traînante. Tremblements des lèvres, de la langue, des doigts. Hallucinations de la vue et de l'ouïe. Guérison.

X...., 36 ans, ferblantier, salle Saint-Augustin, n° 3. Entré le 6 mars. Père mort de tuberculose. Une sœur et un frère bien portants. Personnellement le malade n'a jamais toussé, c'est un *alcoolique invétéré* : deux ou trois absinthes par jour ; rhum et eau-de-vie blanche à jeun et deux ou trois fois dans la journée. Le malade a un *liseré de Burton* très marqué, il n'a jamais eu de coliques de plomb, n'a jamais présenté les troubles nerveux du saturnisme ; il a déjà eu l'influenza en 1890 et n'est resté à la chambre que quinze jours environ. Il dit avoir actuellement une santé florissante, pas de syphilis. Il affirme n'avoir jamais eu de troubles psychiques, ni de troubles de la parole, malgré ses habitudes alcooliques.

Il y a dix jours, il fut pris brusquement d'une *céphalée intense*, spécialement vive dans la région sus-orbitaire, de *contracture* particulièrement marquée dans les membres inférieurs, de *douleurs atroces dans les lombes*. Il dut garder la chambre et se mettre au lit. Il eut une toux très vive, une expectoration purulente abondante, sans point de côté violent. Il fit appeler un médecin qui ordonna de la quinine (0 gr. 60) par jour. Mais au bout de six jours, il cesse ce traitement, lui attribuant les bourdonnements d'oreilles et les troubles psychiques dont il se sentait envahir : c'était une obnubilation graduelle qui l'empêchait de se rendre compte de ce qui l'entourait. Céphalée vive, insomnie absolue.

A *l'entrée*, faciès très anxieux et très contracté, teint pâle. T. 39°,5. On est immédiatement frappé par la *parole traînante* et bre-

douillée du malade. D'ailleurs il existe des *tremblements fibrillaires
de la langue et des lèvres*. Ces tremblements se retrouvent au niveau des mains et des doigts étendus. Il y a un *nystagmus* latéral extrêmement net. Le malade affirme et les personnes de l'entourage confirment son dire, qu'il n'a jamais parlé ainsi ni présenté des tremblements alcooliques antérieurs. La nuit dernière, il a eu du délire bruyant avec *hallucinations* de la vue et de l'ouïe ; on a eu toutes les peines du monde à le retenir dans son lit. A son entrée, le malade est obnubilé et répond mal aux questions ; il a une amnésie très marquée ; il est facilement excitable. *Douleurs à la pression tout le long de la colonne vertébrale*, dans les masses musculaires des bras et des jambes. *Un peu de contracture de la nuque*, pupilles égales réagissant bien à la lumière. *Léger degré de myosis*. Pas d'albumine. Le malade a de la *constipation*. L'auscultation est rendue très difficile par la façon de respirer du malade ; les respirations sont très accélérées, bruyantes (60-70 à la minute). On ne trouve nulle part de la matité. Quelques ronchus et sibilances disséminés. Crachats purulents.

8 mars. — Le malade délire toujours, la céphalée semble être très vive ; il répond aussi mal aux questions. On a obtenu des selles diarrhéiques par l'administration de lavements huileux ; la quinine à la dose de 1 gramme a abaissé la température entre 38°,9 et 39°,1. La dyspnée a complètement disparu ; mais les tremblements généralisés sont toujours marqués, les troubles de la parole aussi nets ; le malade tient maintenant les yeux fermés et semble avoir de la photophobie.

10. — Le malade a eu hier *deux vomissements à caractères cérébraux*. Il a toujours du *délire* marqué surtout le soir et la nuit. Les tremblements persistent aussi intenses. T. 38°,7-39°,1.

12. — Amélioration. Le malade ouvre les yeux et se plaint de mal de tête. Il répond à peu près aux questions ; il a eu encore un peu de délire la nuit dernière. Les troubles de la parole et les tremblements sont toujours aussi marqués.

17. — Plus de délire. Les troubles de la parole et les tremblements seuls persistent. T. 37°,5-38°,1.

21. — Le malade se dit guéri. Il demande à s'alimenter, la parole cependant reste toujours bredouillée ; il persiste du tremblement.

27. — Malgré les instances qu'on fait pour garder le malade, il réclame sa sortie. Les troubles de la parole et les tremblements persistent encore au moment de son départ.

IV. *Morphinisme.* — L'observation LXVI, rapportée par Ruhemann, indique nettement l'influence de la morphine sur le caractère symptomatique du méningisme.

OBSERVATION LXVII.

RUHEMANN. (*Deutsche med. Wochens.*, 1892.) (Traduite et résumée).

Morphinisme. Grippe. Méningisme cérébral. Anesthésie et Analgésie généralisées. Guérison.

X... *Morphinomane* de 35 ans. Grippe à forme catarrhale, avec *ralentissement du pouls* (56 à la minute). *Délire pendant trois jours*, sans discontinuer. *Vomissements fréquents. Raideur de la nuque.* Mais, ce qui excluait une affection méningitique, c'était l'existence d'une *anesthésie et d'une analgésie de tout le corps.* Prompte disparition de ces symptômes graves.

V. *Hystérie.* — On a signalé, chez des sujets atteints de grippe et ayant des stigmates ou des antécédents hystériques, des accidents méningitiques caractérisés par une allure spéciale, dont on peut se rendre compte par un coup d'œil jeté sur les observations suivantes :

OBSERVATION LXVIII.

VOISIN. (Th. de Le Joubioux.) (Résumée).

Hystérie. Grippe. Méningisme. Hémiparésie. Hémianesthésie sensitivo-sensorielle droite. Attaque d'hystérie. Points hystériques. Guérison par la suggestion et l'hydrothérapie.

Mme X..., à 15 ans chorée ; à plusieurs reprises attaques d'hystérie. Mariée à 20 ans, vaginisme.

En janvier 1890, grippe. Le huitième jour de la maladie, *céphalalgie, vomissements, paralysie du bras gauche*. L'entourage craignant une méningite fait appeler le docteur Jules Voisin. Celui-ci trouve la malade dans l'état suivant : visage vultueux, yeux brillants, *céphalalgie* frontale et circulaire très vive. *Contracture douloureuse du sterno-mastoïdien droit ; rotation de la tête impossible. Insensibilité* à la piqûre aux *deux membres du côté gauche*. Sens musculaire et articulaire presque abolis. *Point ovarien gauche douloureux, points mammaire, interscapulaire, bergmatique*. La malade croit voir des animaux courir du côté anesthésié. DIAGNOSTIC : céphalalgie hystérique avec hémiparésie et hémianesthésie sensitivo-sorielle de même origine. TRAITEMENT : sulfate de quinine, quinquina, alimentation tonique.

Quelques heures après, ébauche d'*attaque hystérique*. M. J. Voisin comprime les globes oculaires, et par la suggestion fait cesser le torticolis et les vomissements ; le sommeil qui avait disparu dès le début de la maladie reparait. Les phénomènes hystériques durent encore une quinzaine et sont traités par l'hydrothérapie.

OBSERVATION LXIX

CORNIL ET DURANTE. (*Acad. de méd.*, Séance du 5 mars 1895.)

Antécédents hystériques. Grippe. Méningisme. Aphasie. Hémiparésie droite. Anesthésie complète. Rétrécissement du champ visuel. Guérison incomplète.

N...., âgé de 36 ans, nerveuse, ayant eu il y a deux ans une perte de connaissance suivie d'un *état léthargique*, fut prise le 10 janvier 1895 de *violents maux de tête* avec douleur oculaire, courbature générale et fièvre avec frissons. Cet état grippal dura cinq à 6 jours et fut suivi de vertiges avec bourdonnements d'oreilles qui duraient environ dix minutes. Une seule fois elle *perdit connaissance*.

23 *février*. — Céphalalgie violente avec assourdissement qui persiste le lendemain ; le 23, en sortant du lit, elle s'aperçoit qu'elle est *paralysée et aphasique*.

A son entrée le 17, nous constatons une paralysie presque complète du bras et de la jambe droite, avec un certain degré de *contracture* dans les fléchisseurs du bras et *anesthésie* complète. Parésie du facial inférieur du côté droit. *Inégalité pupillaire* qui disparaît le lendemain. *Rétrécissement du champ visuel.* L'ouïe est très diminuée des deux côtés, plus cependant à droite qu'à gauche. La parole est difficile, embarrassée ; le malade ne peut trouver ses mots, ou les emploie les uns pour les autres ; il existe une véritable aphasie. Pas de fièvre, rien du côté des sphincters.

5 mars. — La malade parle bien, entend bien. La parésie du mouvement, l'anesthésie persistent. L'état général est très bon.

Cependant dans l'observation LXIX, qui se rapporte nettement à une hystérique, la physionomie des symptômes ne semble avoir rien emprunté à la névrose, nous nous rapprocherons plutôt des cas d'encéphalites aiguës hémorragiques, signalées principalement en Allemagne au cours de la grippe, et sur l'évolution bénigne desquelles MM. Oppenheim et Fürbringer (1) insistaient encore récemment.

OBSERVATION LXX

CORNIL ET DURANTE. (*Bull. Acad. de méd.*, séance du 5 mars 1895.)

Grippe chez une hystérique. Perte de connaissance. Paralysie complète du côté droit, sans anesthésie. Contractures locales. Aphasie et agraphie. Guérison.

D... (Louise), âgée de 32 ans, ayant eu des attaques d'*hystérie* l'année dernière, fut prise au mois d'octobre d'une *grippe* caractérisée par de la céphalalgie et resta six semaines dans le service de M. Ferrand, à l'Hôtel-Dieu. Elle entre le 26 décembre 1894, au n° 19 de la salle Sainte-Martine, avec une *céphalée intense*, accompagnée de cris et qui résiste à toutes les médications.

7 janvier. — *Perte subite de connaissance* suivie d'un *coma* incomplet avec stertor, impossibilité de répondre aux questions qu'on lui pose. *Inégalité et diminution de la sensibilité des pu-*

---

(1) Oppenheim et Fürbringer (*loc. cit.*).

pilles et *paralysie* motrice des *deux membres du côté droit* sans anesthésie. Le bras est agité de *convulsions rythmiques* en flexion. La jambe est raidie, en extension. Le nerf *facial inférieur droit est paralysé*, la bouche déviée à gauche, la langue tirée se porte à droite. *Incontinence de l'urine et des matières fécales.* La malade est agitée, sans mot dire, et cherche à sortir de son lit. Plus tard, *elle se tient en chien de fusil.* La température, montée à 38°1, redescend à la normale les jours suivants. TRAITEMENT : ventouses à la nuque ; glace sur la tête. Cet état semi-comateux dure trois semaines, jusqu'à la fin de janvier. Dans les premiers jours de février, la malade reprend connaissance ; la raideur du bras et de la jambe diminue, le bras n'est plus agité de tremblements que lorsqu'elle le remue.

CHAPITRE III

Variétés du méningisme anatomique dans la grippe.

Jusqu'ici, notre principe de classification a été purement anatomique. Les emprunts que, nous avons pu faire aux données de la physiologie, n'ont été qu'un moyen détourné pour déceler l'origine organique des signes observés. Nous ne connaissions que des symptômes, indices de fonctions diverses exaltées ou diminuées par la maladie, et la méthode la plus sûre pour en découvrir le point de départ était de faire appel aux données qui nous sont fournies par la physiologie sur les localisations fonctionnelles des centres nerveux. Mais nous ignorions la nature intime des lésions secrètes qui causent le méningisme fonctionnel : dans notre classification anatomique, nous avons dû nous borner à émettre une opinion sur le siège probable de ces lésions dans le système nerveux central.

A présent, il s'agit de cas où, le méningisme ayant été observé pendant la vie, des lésions très nettement appréciables ont été constatées à l'autopsie. Il convient d'en préciser et le siège et la nature. Nous pensons que, dans ces cas, la substance nerveuse a été le siège des mêmes lésions intimes que dans les cas de méningisme fonctionnel ; mais là, elles ont été si prononcées, qu'elles ont pu déterminer d'autres lésions énormes, grossières, qui se superposent à elles, les masquent, et donnent, en quelque sorte, la mesure de leur intensité. Lorsque l'irritation est tant soit peu vive, on voit apparaître la congestion, qui ne suffit pas encore à caractériser une altération véritablement pathologique ; mais de ce processus si léger en dérivent deux autres qui, passant par des degrés divers, deviennent finalement hémorragique ou pyogène : l'un détermine l'encéphalite aiguë hémorragique, l'autre les diverses variétés de méningite. Généralement ces deux processus s'associent l'un avec l'autre, pour déterminer les lésions ; parfois leur intensité et, par suite, leurs effets sont égaux ; mais le plus souvent l'une prévaut sur l'autre : on a surtout ou de l'encéphalite hémorragique, ou de la méningite.

M. Kranhals a rapporté le détail très précieux de nécropsies pratiquées au cours de l'épidémie de 1889-90 ou peu après, sur des sujets ayant succombé à des accidents d'origine cérébrale (1); les lésions observées furent très légères, si légères que M. Kranhals n'osa pas les qualifier de lésions, et que son mémoire est intitulé: « Zur Kasuistik Meningitis ähnliches Krankheitfälle ohne entsprechenden anatomischen Befund (Pseudomeningitis) ». Il s'agit, en effet, de menues suffusions séreuses ou sanguines, d'œdèmes négligeables, dont l'ensemble établit des transitions très intéressantes à constater, entre le processus congestif simple et les processus hémorragique d'une part, exsudatif de l'autre.

(1) L'auteur rapproche ces cas, où les lésions ont été très légères, d'autres cas suivis de guérison, qu'il publia en même temps sous le nom de « Pseudomeningites ». (Voir au chapitre précédent l'observation XI, p. 84.)

Nous reproduisons deux de ces observations, d'après le travail de M. Kranhals, que nous avons traduit et analysé.

OBSERVATION LXXI

KRANHALS. *(loc. cit. : Obs. II.)* (Traduite et résumée).

Grippe. Méningisme. Mort. AUTOPSIE : Sugillations, légère infiltration séro-sanguine de la pie-mère. Dans l'écorce légèrement adhérente, un foyer hémorragique capillaire. Aucune bactérie dans les méninges.

Martin Nürre, 23 ans, employé de chemin de fer, marié. Entré le 26 mars. Mort le 30 mars. D'après les renseignements fournis par la femme du malade, il aurait été trouvé sans connaissance, la semaine dernière, dans un wagon. Revenu à lui et ramené chez lui, il s'est plaint d'une forte douleur de tête ; le lendemain il a déliré, il a eu de l'*incontinence d'urine et des matières*, mais pas de vomissements. On n'a pas remarqué non plus de convulsions.

ÉTAT ACTUEL. — *Malade sans connaissance, délire, raideur de la nuque ;* pas de contracture, ni de paralysie ; pupilles égales et sensibles. Perte des réflexes patellaires. Langue sèche, fendillée. Pas d'otorrhée. Colonne vertébrale un peu sensible à la pression. Viscères normaux. Pouls 68, égal et régulier. T. 38°,5.

28 *mars.* — Même état. T. m. 37°,5. — T. s. 37°,6.

29. — Nuit agitée, délire ; pouls 68. T. m. 36°,4. — T. s. 38°,2.

30. — Pendant la nuit, convulsions, agonie. La *pupille droite est plus étroite que la gauche.* T. m. 39°,5. — T. s. 40°,2. Mort à 10 heures soir.

DIAGNOSTIC (D* Hampeln). — *Méningite cérébro-spinale.*

AUTOPSIE. — 24 heures après la mort. Le cadavre est celui d'un homme bien musclé, en bon état de nutrition. La lividité cadavérique est légère. La raideur cadavérique est accentuée. Cavité crânienne : le diploé et les os du crâne ne sont point hyperhémiés. La surface interne de la voûte crânienne est normale. La dure-mère est tendue. Le sinus longitudinal supérieur contient un sang très foncé, mais liquide, sans coagulum. Les sinus veineux de la base sont complètement remplis et regorgent de sang. Aucun thrombus. La surface interne de la dure-mère est d'un bleu d'acier, elle a partout son brillant et ses reflets normaux. Après l'extraction du cerveau, un liquide séreux fortement teinté de sang vient se collecter au fond de la partie postérieure du crâne. La pie-mère est fortement injectée jusque dans les plus fins de ses vaisseaux. A la convexité, *nombreuses sugillations* grosses et petites, dans le territoire desquelles, mais exclusivement, la surface de la pie-mère est plus terne que dans les endroits où manquent les sugillations; elle y est aussi *un peu épaissie.* La pie-mère est *imbibée* (« succulent »), facile à détacher du cerveau, mais çà et là, par places, correspondant le plus souvent aux sugillations, on *détache par la traction de la pie-mère de très faibles parcelles cérébrales.* A la base, la pie-mère est très fortement injectée, mais elle est mince et n'a pas de sugillations. On n'observe nulle part d'altération inflammatoire, soit aiguë, soit chronique. Les artères de la base sont normales. La consistance du cerveau est plus molle que d'habitude. Pas de foyer pathologique. Vive hyperhémie, donnant à l'écorce une coloration plus sombre, d'un brun rouge, en des points qui semblent correspondre aux sugillations pie-mériennes. On n'observe aucune hémorragie corticale. La sérosité des ventricules latéraux est un peu augmentée, légèrement teintée de sang. L'épendyme, les plexus sont normaux.

Examen des viscères. — Rien au cœur, sinon une forte surcharge graisseuse. Congestion des deux poumons, surtout dans leur partie postérieure. Le foie est fortement congestionné, la rate un peu ramollie; les reins sont tuméfiés et leur parenchyme est altéré.

(Pour les observations microscopiques, voir à la fin de l'observation suivante).

OBSERVATION LXXII

KRANHALS. (*loc. cit.*: Obs. III.) (Traduite et résumée).

Grippe. Méningisme. Mort. AUTOPSIE : *Sugillations, légère infiltration séro-sanguine de la pie-mère. Léger œdème cérébral. Aucune bactérie dans les centres nerveux.*

Michel Bagul, 51 ans, batelier. Entré le 1er avril, mort le 3 avril. Il serait tombé malade, au dire de ses parents, trois jours avant son entrée : il se serait alors plaint de *maux de tête,* et depuis hier aurait perdu connaissance ; il aurait eu du délire et des convulsions.

État actuel. — Malade absolument *sans connaissance*. Pupilles égales, mais *peu sensibles. Raideur tonique des extrémités supérieures* et *inférieures*. La nuque n'est pas prise. Perte du réflexe patellaire ; peu de réaction à l'excitation cutanée. Aux deux poumons on entend des râles ; le malade ne tousse pas. Les autres viscères sont normaux. Pouls à 112, égal, régulier. T. 39°,3.

2 avril. — La raideur tonique des extrémités, particulièrement celle des membres supérieurs, a diminué. *Incontinence des matières. Grincements* de dents fréquents. Les autres symptômes persistent. Le pouls est à 112. T. m. 39°.2. Le soir, agonie.

3. — Mort à 1 heure du matin.

Diagnostic (Dr Holtz.). — *Méningite.*

Autopsie. — 31 heures après la mort. Le cadavre est celui d'un homme bien musclé ; raideur cadavérique.

Cavité crânienne. — Les os sont normaux. Rien du côté de l'appareil auditif. Rocher normal. Le diploë n'est pas congestionné. La dure-mère a son degré de tension normal. Dans le sinus sagittal supérieur existe un *mince caillot décoloré* et un sang foncé, liquide. Les sinus veineux ne contiennent pas une quantité excessive de sang. La pie-mère est vivement congestionnée ; par places existent des taches mal délimitées d'une coloration rouge écarlate sombre; *sugillations* dans le territoire desquelles la pie-mère présente un certain degré *d'épaississement* (*infiltration ?*) Toute la pie-mère de la convexité est imbibée (*un peu d'œdème*) ; mais il n'y a pas d'exsudation. A la base du cerveau la pie-mère est mince, sans sugillations. mais vivement injectée. Les artères du bulbe sont normales. Le tissu cortical entourant les artères sylviennes est fortement *œdématié*. Les ventricules latéraux sont remplis d'une sérosité jaunâtre clair, plus abondante que d'habitude. Les plexus choroïdes et l'épendyme sont normaux. La substance cérébrale est assez congestionnée ; l'écorce a sa coloration normale. mais les territoires sous-jacents aux sugillations pie-mériennes sont d'une teinte plus foncée que les régions environnantes. Aucune hémorragie, ni autre foyer pathologique.

Examen des viscères. Cœur normal. — Les deux poumons sont tout à fait adhérents à la plèvre costale. Dans les parties postéro-inférieures des deux poumons, s'observent les lésions caractéristiques de la pneumonie molle (Schlaffenpneumomie), plus accentuées à gauche qu'à droite.

Rate, 17-10-4 grise à la coupe, molle, friable. Reins mous, légèrement adhérents à leur capsule, un peu congestionnés.

Recherches microscopiques et microbiologiques relatives aux observations **LXXI** et **LXXII**.

Le résultat des recherches microscopiques répond à celui de l'autopsie macroscopique : elles confirment le caractère hémorragique prédominant de l'affection, et *l'absence de toute altération inflammatoire, à moins qu'on ne veuille considérer comme tel l'œdème de la pie-mère.* Sur la pie-mère, aux endroits où correspondaient les sugillations macroscopiques, se trouve une mosaïque formée par l'accumulation de globules rouges bien conservés, et dont la disposition régulière n'est interrompue que par les travées très dissociées du tissu conjonctif de la pie-mère ; il s'y trouve aussi des globules blancs, dispersés dans le *sang extravasé*, mais peu nombreux, comme dans le sang dont les vaisseaux sont encore très abondamment remplis. Chez Nürre, aux environs des sugillations, le tissu pie-mérien présente parfois une coloration brunâtre diffuse, due à l'imbibition par le pigment sanguin ; ou bien encore, çà et là, se trouvent des amas brunâtres de ce pigment. Les amas extravasés, même les plus gros, n'atteignent jamais la surface de la pie-mère. Au dessus, le tissu conjonctif de l'arachnoïde, qui apparaît tout à fait normal, recouvre complètement les petits amas sanguins. Dans ces endroits, où macroscopiquement on n'avait distingué qu'une vive hyperhémie des plus fins vaisseaux, se trouvent fréquemment aussi *de très petits épanchements sanguins*, siégeant presque constamment au sein des couches les plus profondes de la pie-mère, mais rarement directement sur le cerveau. Dans les parties de la pie-mère qui semblaient à l'examen macroscopique imbibées de sang et de sérosité, particulièrement chez Bagul, il s'agissait non d'une masse sanguine compacte, mais d'un très fin grenu dans lequel, à côté des globules rouges ou blancs bien conservés, on reconnaissait bien encore des débris de globules rouges décolorés et de formes très diverses. Cette *infiltration séro-sanguine* s'observait aussi dans les couches superficielles de la pie-mère, au-dessus d'une hémorragie siégeant plus profondément. Aucune altération de nature inflammatoire n'est visible à côté de ces lésions hémorragiques : pas de cellules rondes accumulées aux environs des vaisseaux ou bien au sein de la pie-mère, pas de noyaux proliférés par les cellules conjonctives de cette dernière. Les vaisseaux n'offrent rien d'anormal ; parfois cependant ils semblent injectés plus que d'habitude. Sur les limites de la pie-mère, je n'ai rien trouvé d'anormal : sur aucune coupe il n'y a de globules blancs accumulés autour des vaisseaux ; çà et là cependant on aperçoit un petit amas de pigment ou un globule blanc isolé en dehors de la paroi vasculaire. Dans quelques préparations, l'*espace lymphatique périvasculaire est un peu dilaté*. (*Action du durcissement ?*)

La substance cérébrale proprement dite ne présente que de faibles altérations : pas de processus inflammatoire. Nulle part je n'ai pu découvrir le moindre foyer d'encéphalite ; mais une fois seulement (sur plusieurs centaines examinées) je suis tombé sur *une hémorragie capillaire*. Celle-ci se trouve dans la couche superficielle de la substance corticale de Nürre. Là se montrent assez fréquemment des altérations de nature régressive, dans les petits territoires corticaux sous-jacents aux sugillations pie-mériennes ; mais elles ne sont point constantes ; dans la plupart des cas, l'écorce cérébrale ne présente pas la moindre altération, mais dans d'autres, les préparations, examinées à contre-jour, ont une coloration jaunâtre ; au microscope, la substance fondamentale n'a pas son aspect habituel finement granuleux, *mais semble formée par de petits blocs, où les noyaux apparaissent, mal colorés*. Cette altération se limite toujours à une faible profondeur. Je présume que ces parties correspondent aux endroits où la traction de la pie-mère avait démontré l'existence de petites adhérences à l'écorce. Aux points où les hémorragies pie-mériennes reposent directement sur le cerveau, fréquemment on ne trouve point de limite tranchée entre la substance corticale et le foyer hémorragique, mais elles empiètent l'une sur l'autre.

Dans les cellules ganglionnaires et les fibres nerveuses, je n'ai rien pu trouver d'anormal. Quoique nous n'ayons pu utiliser pour l'examen microscopique les ressources de la nouvelle technique de coloration, et bien qu'il eût fallu pour déceler maints détails relatifs à l'anatomie pathologique du système nerveux central, d'une expérience et d'une habileté de spécialiste que je ne me reconnais point, je crois cependant pouvoir affirmer qu'il n'y a pas d'autre altération corticale que celle que je viens de décrire.

MICROBIOLOGIE. — 1° Cultures en boite faites sur agar, ensemencé avec du liquide provenant de la surface interne de la piemère : dans les deux cas les cultures sont restées stériles.

2° Préparations directes (Anstrichpreparaten) faites avec ce même liquide pie-mérien. Nulle part, dans les deux cas, on n'a trouvé de microorganismes. Les préparations avaient été divisées en deux séries : l'une fut examinée sur-le-champ ; l'autre le fut plus tard et les recherches furent faites spécialement au point de vue du bacille de l'influenza. Même résultat pour des préparations faites avec du suc splénique et examinées dans les mêmes conditions. En revanche, dans les deux cas, des recherches analogues pratiquées sur du suc pulmonaire ont été positives : celui de Nürre contenait presque entièrement des *diplocoques ovoïdes, sans capsule* ni même une ébauche de capsule, colorables par le Gram, isolés, ou groupés en petits amas. Des coccus de forme identique se trouvaient dans le suc pulmonaire de Bagul, en moindre quantité cependant et mélangés à d'autres bactéries (coccus en chainettes, ou coccus plus petits groupés côte à côte comme le St. pyogenes).

3° Préparations faites avec des coupes de cerveau, de méninges, de poumon et colorées par la méthode de Gram. Pas de microorganisme dans les deux premières catégories ; sur les coupes de poumon, on distingue les mêmes coccus que ci-dessus, mais en nombre plus discret, et sans répartition bien caractéristique.

Les observations précédentes mettent en évidence la possibilité de lésions à la fois exsudatives et hémorragiques d'une intensité très légère. Nous pensons que dans ces cas, intermédiaires, si l'on veut, entre les types francs du méningisme fonctionnel et du méningisme anatomique, la guérison n'est pas impossible : entre les types nosologiques les plus tranchés, il existe ici, comme ailleurs, tous les intermédiaires possibles.

Les observations suivantes sont encore caractérisées par l'existence de lésions à la fois hémorragiques et exsudatives, mais d'une intensité telle, qu'elles méritent véritablement le nom d'encéphalite aiguë hémorragique avec méningite. Le premier cas, rapporté en 1890 par Leichtenstern, signale une intensité à peu près égale entre les deux processus. Le second, celui de Fürbringer, indique plutôt une prédominance hémorragique. Dans le troisième, enfin, communiqué récemment par MM. Cornil et Durante à l'Académie de médecine, on aperçoit nettement la prédominance du processus exsudatif.

OBSERVATION LXXIII

LEICHTENSTERN. (*Deutsche med. Wochens.*, 1890.) (Traduite et résumée).

Grippe. Méningisme. Mort. AUTOPSIE : *Encéphalite aiguë hémorragique et méningite purulente.*

Une jeune fille de 25 ans commence par souffrir de maux de tête ; elle est irritable, elle a des *vomissements fréquents ;* le soir même, on observe de la *raideur de la nuque ;* la malade *perd connaissance.* Fièvre intense.

La mort survient le 4ᵉ jour.

A l'autopsie on découvre une pachyméningite interne insignifiante, une infiltration hémorragique de la pie-mère à la convexité, ainsi que des *traînées purulentes* le long des gros vaisseaux. Sur l'écorce cérébrale on observe plusieurs foyers de ramollissement de nature hémorragique ; ces foyers sont nombreux, de couleur gris-rouge. On ne peut découvrir aucune embolie, mais l'auteur croit cependant à la métastase capillaire du germe de l'influenza.

OBSERVATION LXXIV

SENATOR et WIRCHOW. (Berlin. *Klin. Wochens.*, 1891.) (Traduite et résumée).

Grippe. Méningisme. Mort. AUTOPSIE : *Lésions prédominantes d'encéphalite aiguë hémorragique. Méningite fibrino-purulente.*

Jeune homme de 33 ans, garçon de cave, se présente à la consultation le 16 décembre. Début brusque par une grande faiblesse, une *céphalalgie violente*, de la toux, du coryza, frissons et fièvre deux jours auparavant. On constate alors une bronchite généralisée avec expectoration muco-purulente, de fortes douleurs à la pression dans la tête et sur le trajet des troncs nerveux. Pas d'albumine. On diagnostique l'influenza et prescrit du salicylate de soude. L'état s'aggrave et le malade doit entrer à la clinique le 18. Il ne pouvait plus se tenir sur ses jambes et était tout somnolent ; il gémissait constamment, ne demandant que de l'eau.

La température monte jusqu'à 40°,6 ; le jour même de l'entrée, épistaxis abondante, qui se reproduisit le jour suivant. La *raideur de la nuque apparaît,* ainsi que la *constipation* et l'*incontinence des urines.*

Le 22 survint une *hémiplégie droite*, le lendemain, la mort.

(SENATOR.)

La lésion intéressante consistait dans un foyer apoplectique du cerveau. Au dessous du vertex, se trouvait, non loin de la surface, une cavité complétement remplie de sang coagulé. Aux environs, zone large de deux à trois centimètres, s'avançant profondément dans la substance blanche et caractérisée par de nombreuses petites apoplexies capillaires, nettement délimitées, dispersées dans un tissu fortement œdématié ; c'est-à-dire la lésion habituelle de l'*encéphalite hémorragique.* On voit d'abord que l'épanchement provient de la rupture d'un anévrysme d'une petite artère arachnoïdienne.

Mais si l'on y regarde de plus près, on reconnaît qu'il y a dans le voisinage de petits abcès, qui ici ont la grosseur d'un grain de chènevis, là, celle d'une petite fève. La pie-mère, qui se trouve au-dessus, est en divers endroits infiltrée d'un *exsudat fibrino-purulent*. Un peu plus loin du foyer principal se trouve un foyer hémorragique plus petit.

L'interprétation de ces lésions est conforme à l'état des reins qui, tant à l'intérieur qu'à l'extérieur, présentent des foyers hémorragiques avec un centre purulent chez la plupart. Au foie, il y a également un abcès gros comme un grain de chènevis sur la face antérieure du lobe droit, recouvert par un faible exsudat fibrineux.

(WIRCHOW.)

OBSERVATION LXXV

CORNIL ET DURANTE. (*Bull. acad. méd.*, 1895.)

Grippe. Céphalalgie. Hémiplégie et hémianesthésie à droite. Mort. AUTOPSIE : *Lésions prédominantes de méningite purulente. Petits foyers d'encéphalite signé hémorragique. Le pus de la méningite est stérile.*

La nommée X..., âgée d'une cinquantaine d'années, marchande des quatre-saisons, entre, le 17 avril 1895, au nº 21 de la salle Sainte-Martine (Hôtel-Dieu), dans le service de M. Cornil.

D'après les renseignements fournis par une voisine qui l'a soignée avant son entrée à l'hôpital, cette femme était active et ne buvait pas de liqueurs alcooliques. Le 10 avril, elle était sortie de grand matin et bien portante pour son travail habituel. Elle rentra dans l'après-midi en se plaignant de mal de tête et de courbature générale. Les jours suivants, elle resta au lit avec de la fièvre, de la courbature et de la céphalalgie, très abattue, mais en pleine connaissance, s'exprimant facilement et sans paralysie, sans famille, elle était soignée par des voisines. La fièvre était moindre pendant les deux jours qui ont précédé son admission, mais l'abattement avait fait de notables progrès.

ÉTAT ACTUEL. — *17 avril.* — Cette femme est amaigrie, frissonnante, mais non cachectique. Elle est très agitée, cherche à sortir de son lit, jette de côté et d'autre les bras et les jambes, mais sans suite, sans paraître se douter de ce qui lui est arrivé, ni de ce qu'on lui demande. Elle se plaint cependant *de violentes douleurs*

à la tête surtout au niveau du front. La température axillaire est
de 39°; le pouls régulier à 109 ; le cœur normal. La sonorité des
poumons est un peu diminuée aux deux bases où l'on entend des
râles muqueux et sibilants disséminés. La peau des membres est
couverte de petites taches de purpura grosses comme une tête
d'épingle, de couleur rouge foncée, bien limitée, sans saillie.

Les jours suivants, la malade est plus calme, somnolente, mais
son état de dépression cérébrale s'aggrave et devient un véritable
coma avec stertor. La bouche paraît un peu déviée à gauche. Quand
on la pince, la joue gauche se contracte plus que la droite. Pas
d'inégalité pupillaire. On est obligé de la sonder ; l'urine ne renferme ni sucre, ni albumine ; la température axillaire oscille entre
37°,5 et 38°.

22, même état soporeux ; on constate que le *bras et la
jambe du côté droit sont paralysés, ainsi que le facial inférieur
du même côté*. On peut, en effet, ouvrir les paupières avec le doigt
à droite pendant que la malade contracte fortement les paupières
gauches; par contre, *le facial inférieur gauche semble touché*,
car la bouche grimace moins de ce côté que du côté opposé lorsqu'on pince la malade. Pas d'inégalité pupillaire, *hémianesthésie
à droite, incontinence d'urine et des matières fécales*. Température à 38°.

La malade meurt le **24**.

AUTOPSIE. — Les bords antérieurs et les sommets des poumons
sont emphysémateux : les bases sont congestionnées et œdémateuses,
avec une bronchite muqueuse ; un petit noyau crétacé dans un des
sommets. Cœur normal. Foie jaune un peu gras. Reins légèrement
congestionnés. Tube digestif normal.

A l'œil nu la *pie-mère* est épaissie au niveau des deux hémisphères, *infiltrée et épaissie par un liquide jaune et opaque*, surtout abondant au niveau des sillons. Ces lésions sont *égales des
deux côtés*. Dans le cerveau droit, petit foyer *hémorragique*,
siégeant dans l'épaisseur de la substance grise, du volume d'un
pois. Le centre en est ramolli et la périphérie constituée par un fin
piqueté rouge. Dans la première occipitale du même côté, foyer
hémorragique également intracortical, mais plus petit. Les ventri-

cules pleins de liquides sont dilatés. Rien dans les noyaux gris centraux. Hémisphère gauche intact, sauf la méningite.

Examen histologique. — La pie mère, examinée sur des coupes qui comprennent à la fois cette membrane et le tissu des circonvolutions sous-jacentes, est abondamment *infiltrée de petites cellules rondes ou leucocytes migrateurs*; ces vaisseaux sont très dilatés. Cette infiltration existe aussi dans les replis qui pénètrent entre les circonvolutions. Dans l'épaisseur de la substance grise, on peut s'assurer que les vaisseaux ne sont pas indemnes : leur paroi est épaissie par infiltration de petites cellules rondes. Souvent dans la gaine périvasculaire et dans le tissu nerveux voisin, on voit des cellules rondes en plus grande quantité qu'à l'état normal, formant parfois de véritables manchons périvasculaires. Enfin, en quelques points, il existe de très *petits foyers de suffusion sanguine avec globules rouges infiltrés entre les éléments nerveux.*

Il s'agit donc ici non pas d'une méningite simple, mais d'une *encéphalo-méningite.*

Le foie présente des espaces portes augmentés de volume par suite de l'infiltration de petites cellules rondes, donnant à ces espaces l'aspect de petits ilots inflammatoires. Les vaisseaux du rein sont congestionnés, mais le parenchyme est un peu altéré. On ne constate qu'un peu d'épaississement des travées conjonctives presque normal chez une femme un peu âgée. Dans le poumon, on trouve surtout de la dilatation vasculaire, avec transsudation sanguine dans quelques alvéoles.

Si l'on rapproche les lésions observées dans cette autopsie des symptômes constatés pendant la vie, on voit que l'abattement, le coma, la paralysie motrice sont uniquement dus à la méningite de la convexité des deux hémisphères et à l'encéphalite superficielle. Les deux petits foyers de congestion et d'apoplexie observés ne peuvent être accusés d'avoir produit la paralysie motrice, car celle-ci siégeait surtout à droite et les foyers de congestion visibles à l'œil nu siégeaient du même côté.

Quelle est la cause de la méningite ? Nous avons pratiqué la culture de la sérosité purulente de la pie-mère et fait l'examen sur des lamelles *sans y trouver de bactéries de la suppuration, ni de bacilles de la grippe.* Il ne faut pas s'étonner de l'absence des microbes de la grippe, car ils ne paraissent pas pénétrer dans le sang.

D'après les symptômes observés dans ce fait, et dans les trois autres que nous avons publiés et surtout d'après l'autopsie de cette quatrième observation, il s'agit donc avant tout de méningite de la convexité du cerveau.

Les deux dernières observations nous amèneront à considérer ceux où le diagnostic anatomique à peu près exclusif, fait à l'autopsie, a été celui d'encéphalite hémorragique ou de méningite.

Mais auparavant, qu'il nous soit permis de faire observer que, dans les cas où l'ensemencement de l'exsudat pie-mérien a été fait (obs. LXXI, LXXII, LXXV), le résultat en a été négatif; nous pensons, en effet, que les toxines grippales sont capables à elles seules d'engendrer les lésions macroscopiques rapportées dans les observations qui précèdent.

I. Encéphalite aigue hémorragique. — Depuis l'épidémie de 1889-1890, on a rapporté, surtout en Allemagne, un certain nombre d'observations d'encéphalite aiguë hémorragique avec autopsie. Mais quelques-unes seulement ont été rapportées franchement à la grippe. Nous citerons en particulier, outre celles que nous avons reproduites au paragraphe précédent et dans lesquelles il s'agissait plutôt d'encéphalo-méningite, les observations publiées par Fürbringer [1] et par Putnam [2]. MM. Kœ-

---

[1] Fürbringer. *Deutsche med. Wochens.*, 1892, n° 3.
[2] Putnam. *Boston med. journal*, 6 oct. 1892.

nigsdorf (1) et Julius Schmidt (2) n'ont publié les leurs que sous réserves, quant à l'origine grippale des lésions.

Tout récemment (3), MM. Oppenheim et Fürbringer ont publié plusieurs observations d'encéphalite aiguë hémorragique avec guérison ; un certain nombre d'entre elles se rapportent nettement à la grippe ; nous en avons reproduit quelques-unes au chapitre du méningisme fonctionnel, pensant que la question n'était pas assez mûre encore pour qu'on puisse affirmer, sans bases anatomo-pathologiques certaines, l'existence de lésions aussi graves que celles rencontrées jusqu'ici dans les cas d'encéphalite aiguë hémorragique. Il s'agit peut-être de ces cas intermédiaires auxquels nous faisions allusion un peu plus haut.

Parmi les observations publiées, il n'y en a d'ailleurs qu'un petit nombre dont la symptomatologie puisse véritablement recevoir le nom de méningisme ; nous reproduisons cependant le cas suivant, publié en 1892 par Fürbringer, où les symptômes, bien qu'ayant pris l'allure apoplectiforme, rappellent cependant très nettement encore le syndrome méningitique.

OBSERVATION LXXVI

FURBRINGER. (*Deutsche med. Wochens.*, 1892, Obs. II.) (Traduite et résumée).

Grippe. Méningisme. Mort. AUTOPSIE : *Encéphalite aiguë hémorragique.*

Homme de 32 ans, antérieurement très bien portant, mais depuis quelque temps très irritable. Il tombe malade brusquement le

---

(1) Kœnigsdorff. *Deutsche Wochens.*, 1892, n° 9.

(2) Julius Schmidt. *Deutsche med. Wochens.*, 1892, n° 31.

(3) *Deutsche med. Wochens.*, 1895, n° 6.

13 novembre, avec des *maux de tête*, de reins, une forte toux, une fièvre modérée, de la dyspepsie, de la faiblesse. Malgré les ordres du médecin, il va à ses affaires, et le 18 novembre se sent si bien portant que, le soir, il rapporte à la maison de quoi faire un bon repas. Mais le lendemain matin, nausées, *vomissements*, oppression épigastrique. *Ventre rétracté*; fièvre, agitation. Le lendemain, ces symptômes s'accentuent; les perceptions deviennent obtuses; le malade tombe de son lit.

Le 21, les *pupilles sont étroites, réagissant faiblement à la lumière. Raideur de la nuque.*

A midi, le malade était *sans connaissance*, très agité. Respiration accélérée. *Mouvements oculaires incoordonnés.* Râles de bronchite disséminés.

Le malade est amené à l'hôpital avec le diagnostic de méningite et arrive dans le coma. Les globes oculaires sont divergents, les pupilles paresseuses. Le réflexe pateliaire est conservé. Pouls tendu à 76. T. 36° à l'entrée, 38°,9 quelques heures après. Inspirations profondes. On note des *mouvements très vifs dans l'une, puis dans l'autre extrémité*, calmés passagèrement par la morphine. *Incontinence des selles et des urines.*

22. — T. 40°; pouls petit, fréquent; disparition du réflexe pupillaire. Le soir, T. 40°,6; 56 respirations. Œdème pulmonaire. Mort.

AUTOPSIE. — *Encéphalite aiguë hémorragique* d'une intensité et d'une extension inaccoutumées. Dans tout le domaine des ganglions centraux, on notait une consistance plus molle et une coloration jaune en partie diffuse, en partie sous forme de taches; c'est ce qui s'observait surtout dans la substance blanche où il y avait de nombreuses trainées hémorragiques; des foyers analogues, mais plus petits, se rencontraient dans les pédoncules cérébraux, les hémisphères cérébelleux, la protubérance.

Dans les lobes inférieurs des deux poumons, foyers de bronchite plus ou moins gros. Rate congestionnée. Autres organes normaux.

II. MÉNINGITES. — Nous avons signalé des cas où la méningite avait été signalée, sans que l'on ait pu découvrir aucun micro-organisme dans l'exsudat des méninges.

Mais, dans la grande majorité des cas, l'examen bactériologique permet de déceler la présence de microbes très divers, auteurs des lésions. Dans ce cas, les bactéries, au lieu d'avoir agi à distance sur les centres nerveux, par l'intermédiaire de leurs produits solubles, exercent une action locale, évidemment bien plus intense, puisque la source même des toxines se trouve transportée au sein même des centres nerveux, par le fait de la colonisation bactérienne.

Le premier microbe à incriminer, dans ces conditions, c'est le microbe de la grippe, dont la présence dans les méninges a été recherchée par divers auteurs : il s'agit dans ces conditions de *méningite grippale* proprement dite.

Mais par un mécanisme sur lequel nous nous sommes suffisamment appesanti plus haut, un très grand nombre de microbes peuvent profiter de l'état dans lequel se trouvent les méninges, du fait de l'infection grippale, pour y coloniser, et déterminer à leur tour des lésions exsudatives : il s'agit dans ces cas de *méningites consécutives à la grippe*.

Nous étudierons successivement ces deux sortes de méningites.

A. **Méningites grippales**. — Actuellement, les auteurs se divisent en deux groupes au sujet du microbe de la grippe : les uns n'accordent la spécificité qu'à celui qui fut découvert à Lyon, en 1891, par MM. Teissier, Roux et Pittion, dans les humeurs de malades atteints par la grippe ; les autres, représentés par les auteurs allemands et l'Ecole de Paris, ne considèrent comme spécifique que celui rencontré par Pfeiffer, en 1892, dans les crachats de sujets également malades de la grippe.

Nous rappellerons brièvement les caractères de chacun d'eux.

Le microbe de MM. Teissier, Roux et Pittion est un bacille, mais un bacille court, qui peut se présenter sous deux formes, diplobacillaire, et streptobacillaire. Le diplobacille se rencontre spécialement dans l'urine au moment de la défervescence, le streptobacille dans le sang au moment de l'acmé fébrile. Le diplobacille est mobile, le streptobacille ne l'est pas. Le diploba-cille possède une capsule, il se colore bien par la méthode de Ziehl, et ne se décolore pas par la méthode de Gram. Le microorganisme a une action pathogène sur le lapin et détermine des accidents analogues, qu'on l'inocule sous l'une ou l'autre forme. D'ailleurs, en inoculant la forme diplobacillaire, on retrouve en général le streptobacille dans le sang, le diplobacille dans l'urine ; inversement, en inoculant le streptoba-cille, on retrouve dans l'urine le diplobacille. Nous avons insisté dans un chapitre précédent sur les toxines de ce micro-organisme, qui semblent agir spécialement sur les centres thermiques et sur le sys-tème nerveux central.

Le microbe des auteurs lyonnais se cultive bien sur agar et pomme de terre et donne des cultures éber-thiformes. Nous rappellerons que M. le Professeur Arloing, dès 1890, avait fait, dans le même sens que MM. Teissier, Roux et Pittion, des recherches qu'il poursuivit en 1892 ; le micro-organisme qu'il trouva dans le sang était un diplocoque qui, selon lui, différait du précédent ; mais, comme lui, il donnait sur pomme de terre des cultures éberthiformes.

Le microbe des auteurs lyonnais a été retrouvé ultérieurement par MM. Jarron, Porte, Trouillet et Esprit.

Le bacille de Pfeiffer est notablement différent du précédent ; nous décrirons d'abord ses caractères principaux d'après Pfeiffer ; c'est encore un bacille, mais un bacille très fin et court, qui ne se trouve pas dans le sang des grippés, mais dans la sécrétion bronchique. Les meilleures préparations de ce microbe s'obtiennent avec le liquide de Ziehl étendu, mais il se décolore par la méthode de Gram. Il se cultive sur agar sucré, mais il est difficile d'obtenir des cultures successives ; les colonies s'observent sous forme de gouttelettes transparentes, seulement visibles à la loupe. Les inoculations au singe ont déterminé chez celui-ci des accidents analogues à ceux de la grippe humaine. Les auteurs qui affirment avoir retrouvé ce bacille lui attribuent cependant quelques propriétés que lui dénie Pfeiffer ; Kitasato, Canon, Pfuhl et Klein prétendent avoir pu le cultiver sans ajouter à l'agar nutritif une goutte de sang, indispensable d'après Pfeiffer. De plus, Canon affirme qu'il existe dans le sang, ce que nie absolument Pfeiffer. Nous rappellerons que, dès 1870, Babès avait trouvé une bactérie qu'il identifie encore avec le même bacille ; à Paris, le bacille de Pfeiffer a été retrouvé par MM. Cornil, Chantemesse et Netter.

Il est un point sur lequel insiste M. le professeur Teissier : c'est le polymorphisme du microbe qu'il a découvert ; peut-être faut-il y voir la clef des divergences qui séparent d'un côté les auteurs lyonnais, d'un autre côté les auteurs allemands et parisiens ; M. le professeur agrégé Netter (1) émet encore l'idée que la question de technique bactériologique n'y est peut-être pas non plus étrangère.

Quoi qu'il en soit, le microbe de la grippe, sous ses formes diverses, a été observé dans les méninges. Les recherches les plus anciennes, que nous connaissions sur cette matière, sont celles de M. Pfuhl (de Cassel), qui, en 1892, découvrit, dans les centres nerveux de malades ayant succombé à des complications cérébro-rachidiennes de la grippe, un bacille qu'il identifia avec celui de Pfeiffer, après qu'il eut connu les résultats obtenus par celui-ci.

Nous reproduirons plus loin les observations de M. Pfuhl dont nous avons traduit, analysé et résumé le travail.

En 1894, M. Porte publiait dans le *Dauphiné médical* (2) un cas de méningite grippale, dans lequel l'examen bactériologique, fait en collaboration avec M. le médecin-major Trouillet, devait déceler, dans le sang et dans l'exsudat des méninges, la présence du diplobacille des auteurs lyonnais (XCII).

En 1895, MM. les médecins-majors Trouillet et Esprit firent paraître dans la *Semaine médicale* un tra-

---

(1) *Traité de médecine et de thérapeutique.* 1er vol. art.: grippe.
(1) Porte. *Dauphiné médical.* Juin 1894.

vail original sur les méningo-encéphalopathies de nature grippale ; les bases de ce travail étaient empruntées à de très nombreuses recherches cliniques et bactériologiques entreprises durant l'hiver de 1894-1895. MM. Trouillet et Esprit affirmaient la *nature* grippale de certaines manifestations cérébro-spinales de la grippe.

Ils avaient retrouvé les toxines découvertes par MM. Teissier, Roux, Pittion et Jarron, et leur attribuaient les cas légers ; ils avaient également décelé dans le sang de leurs malades et dans les centres nerveux, lorsque la mort était survenue, le microbe observé par ces mêmes auteurs. Au point de vue des lésions, voici quelles étaient leurs conclusions : « Dans les cas à marche foudroyante, on remarque surtout de la congestion ; les sinus et les veines sont gorgés de sang, les vaisseaux pie-mériens forment des traînées bleuâtres qui se fondent sur les bords avec des plaques rougeâtres qu'on croirait dues à l'action d'un pinceau. La substance cérébrale offre un piqueté hémorragique ; elle est légèrement ramollie. » Il est impossible de ne pas être frappé ici de l'analogie qui existe entre cette description et celle des cas, très légers au point de vue des lésions, rapportés par Kranhals et reproduits plus haut. « Si l'affection a duré quelques jours, le long des artères et des veines se dessinent des gaines louches qui les accompagnent dans leurs ramifications. A la convexité, l'exsudat peut être concret ; du côté de la base, il est plutôt gélatineux et tremblotant ; parfois il est jaunâtre et presque puriforme. Dans les cas où la maladie a été prolongée, ou a présenté des récidives, l'exsudat apparaît, par places, organisé, résistant, affectant la forme d'un semis de granulations élastiques et particulièrement difficiles à écraser. La substance cérébrale, dans les formes ;mortelles ordinaires, est différente, les ventricules sont dilatés, remplis d'un liquide trouble avec flocons blanchâtres et même puriformes. On peut parfois constater la présence d'abcès. A l'encontre de ce qu'on trouve dans la méningite tuberculeuse, où des lésions siègent de préférence à la base, le long des nerfs crâniens, au niveau du chiasma, et de la scissure de Silvius, nous voyons, dans la grippe, les lésions prédominer à la convexité, sur les parties latérales, sur le cervelet et sur le bulbe. »

Nous reproduisons plus bas (obs. LXXXIII, LXXXIV et LXXXV) trois des observations inédites sur lesquelles sont basées ces données générales, et que MM. Trouillet et Esprit ont bien voulu nous communiquer.

Avant d'énumérer les diverses observations que nous avons pu recueillir, nous ferons observer que ces cas de méningites suppurées, rapportés par les divers auteurs, s'accordent très bien avec ce que nous savons des propriétés générales du diplobacille, dont MM. Teissier et Frænkel ont démontré les propriétés pyogènes (1).

----

(1) Teissier et Frænkel. *Des propriétés pyogènes de la diplo-bactérie grippale. (Lyon méd., 20 sep. 1891.)*

Nous énumérerons ces observations par ordre chronologique.

Recherches bactériologiques pratiquées dans des maladies graves du système nerveux central au cours de l'influenza, par Pfuhl (de Cassel).

(Traduit, analysé et résumé.)

Pendant les mois de janvier, février et mars de cette année (1892), on observa brusquement dans la population militaire un grand nombre d'affections survenues au cours de l'influenza. Les malades se divisaient en quatre catégories : la quatrième de ces catégories comprenait ceux qui avaient été atteints gravement du côté des organes de la digestion ou de la respiration et ceux qui avaient présenté surtout des troubles du système nerveux central. Dans ce dernier cas, on observait cliniquement « de l'insomnie, du *délire* plus ou moins intense, dont le caractère était souvent plutôt gai (les malades chantaient, bavardaient), une grande agitation (de la jactation), *des douleurs violentes dans la tête et dans la nuque*, un état soporeux, des symptômes convulsifs. (*Flexions diverses de la colonne vertébrale, douleur de la nuque, rétraction du ventre, contractures douloureuses dans les membres, inégalité des pupilles...*) ».

« Trois de ces cas furent mortels ; dans l'un d'eux, le malade, durant son séjour à l'hôpital, n'avait jamais présenté de fièvre, je ne sais si l'on a déjà publié une observation semblable ; en tous cas cela est fort remarquable. Peu de temps avant la mort survinrent des épistaxis, de l'étranglement papillaire (Stauungspapille), de la cécité. »

Dans ces trois cas, le diagnostic était resté quelque temps douteux ; cependant on s'était décidé à la fin pour la « méningite cérébro-spinale d'origine grippale », bien que longtemps on eût penché vers la « méningite cérébro-spinale épidémique. »

Le laboratoire de l'hôpital de la garnison de Cassel fut chargé d'entreprendre des recherches macroscopiques, microscopiques et bactériologiques sur les pièces d'autopsie, en vue de reconnaître la véritable nature de la maladie.

Ces trois cas sont les suivants :

OBSERVATION LXXII (Cas D)

Entré le 29 février 1892. Mort le 22 mars, 11 h. 50 du soir. Autopsié le 24 mars à 8 h. 50 du matin.

Maigreur modérée. Rigidité cadavérique complète. Ventre rétracté en bateau. Granulations de Pacchioni bien marquées. Les veines de la dure-mère sont congestionnées. Çà et là adhérence de la pie-mère avec l'écorce cérébrale ; en ces points forte injection de la pie-mère. 10 cc. de sérosité au fond de la cavité crânienne. Sur la pie-mère, au niveau du nerf olfactif, du chiasma optique, de la face inférieure des pédoncules cérébraux, exsudat vitreux, grisâtre, dissimulant l'origine des nerfs crâniens. Pas de pus. Aplatissement des circonvolutions cérébrales. Œdème du tissu cérébral. Dilatation considérable des ventricules du cerveau. On recueille de chaque côté 15 cc. environ de sérosité rougeâtre.

Même injection veineuse dans la pie-mère médullaire. En arrière, adhérences partielles avec la dure-mère ; sur les côtés les tissus sont transformés sur une étendue de 12 centimètres en une masse gélatineuse. L'origine des nerfs est partiellement noyée dans le tissu médullaire réduit en bouillie.

Pleurésie gauche avec de faibles adhérences. Poumons, foie, reins et paroi intestinale fortement congestionnés.

On réserva pour les recherches des fragments de moelle, de protubérance, de bulbe, et environ 1 cc. 1/2 de la sérosité du ventricule latéral.

Dès l'arrivée de ces pièces au laboratoire, on procéda immédiatement aux recherches nécessaires.

1° ÉTUDE DÉTAILLÉE DES FRAGMENTS CADAVÉRIQUES

Dans ces fragments, on remarquait une forte congestion sanguine, bien visible encore, malgré le long séjour dans l'alcool. Sur la pie-mère médullaire, il y avait en particulier des taches sanguinolentes irrégulières. Sur les coupes, le tissu médullaire était très fortement teinté en rouge, et les vaisseaux pie-mériens étaient remplis de caillots sanguins qui, en certains points, occupaient tout l'espace compris entre la dure-mère et la moelle. La face interne de la dure-mère était également très vivement colorée en rouge, surtout dans les segments inférieurs de la moelle, dont la couche périphérique avait une rougeur anormale. et dans les environs de la queue de cheval ; cette coloration était due en partie à la réplétion de fins réseaux vasculaires, en partie à une forte inhibition sanguine. Dans la région dorsale de la moelle, on pouvait à peine distinguer la substance grise de la substance blanche.

Les coupes de la protubérance montraient également un assez grand nombre de vaisseaux dilatés remplis de caillots sanguins. La substance cérébrale semblait plus molle que d'habitude, autant qu'on pouvait en juger après le contact prolongé de l'alcool.

La sérosité ventriculaire était trouble, de couleur gris jaunâtre et contenait une quantité de petits lambeaux ou membranes de couleur jaunâtre. Elle avait une assez forte odeur de putréfaction.

2° RECHERCHES MICROBIOLOGIQUES

a) Préparations sèches recouvertes de lamelles (*Deckglastrocken-preparate*), faites avec la sérosité du ventricule latéral de D... ; sur toutes les préparations qui étaient nombreuses, on a trouvé une grande quantité de bactéries de formes diverses. Il y avait surtout des bacilles épais avec des extrémités arrondies, de différentes longueurs : c'étaient encore des diplocoques de deux tailles distinctes : a plus petite avait une certaine ressemblance avec le diplocoque

ovalaire de Frankel. observé dans la pneumonie croupale, mais
il n'y avait point de capsule. Enfin il y avait en nombre un
peu plus rare des *bacilles extrêmement fins, très courts, sourent en série de deux ou trois, qui n'étaient pas colorés aussi
bien que les autres bactéries. (Liquide de Ziehl au 1/3.) Certaines de ces fines bactéries étaient épaissies à leurs extrémités,
à ce point qu'elles ressemblaient un peu à un sablier. La partie
intermédiaire, fine, n'était pas colorée comme les extrémités.
Ces bacilles se décoloraient par le Gram, tandis que la plus
grande partie des autres bactéries restaient colorées, tout spécialement les diplocoques de la plus grosse espèce.* Quelques coagulums membraneux, ayant l'apparence de lambeaux endothéliaux,
contenaient de nombreux bacilles fins, mais pour la plupart, ceux-
ci étaient mélangés aux épais bacilles de la putréfaction.

b) Préparations humides (*Hangende Tropfen*) faites avec la
même sérosité du ventricule latéral. Après 25 heures un trouble
s'était formé, dû surtout à des diplocoques et à de courts streptocoques. Au milieu d'eux se trouvaient des bacilles épais et mobiles,
en nombre moindre cependant ; mais les bacilles très fins des préparations sèches n'ont point été observés.

c) Ensemencements faits avec la même sérosité sur des plats de
gélatine et dans des capsules de Petri contenant de la gélatine agar
tenus à l'étuve à 35°.

Dans les plats de gélatine, après 48 heures, de nombreuses
colonies s'étaient développées ; il y en avait qui liquéfiaient très
bien la gélatine. Les colonies contenaient, outre la flore bactérienne
de la putréfaction, deux ou trois espèces de bacilles et autant d'espèces de coccus. 24 heures après, les plats étaient si complètement
liquéfiés, qu'ils durent être mis de côté.

Les cultures sur l'agar glycériné contenaient surtout des colonies
grises, transparentes, en forme de bande, un peu granuleuses. Au
milieu de celles-ci, se trouvaient encore, visibles seulement au
microscope (Zeiss oculaire n° 2, système AA), des colonies claires,
à peu près incolores, ayant l'aspect d'une goutte d'eau et une forme
circulaire, mal délimitée. Les premières de ces colonies contenaient
un bacille épais, court avec des extrémités mousses, un autre

pareil un peu plus petit et enfin un diplocoque ovalaire de grosseur moyenne, les autres colonies, plus petites, contenaient encore des individus isolés de ce bacille très fin, que l'on avait reconnu dans les préparations sèches. De nouveaux ensemencements furent faits sur agar et sur du bouillon de sucre au moyen de ces colonies; ils furent tous négatifs.

d) Un tiers de la sérosité ventriculaire fut délayé avec du bouillon et injecté sous la peau du ventre d'un petit lapin. Un deuxième tiers traité de la même façon fut injecté dans la cavité abdominale d'un gros lapin gris. Les animaux ne présentèrent aucun symptôme morbide. (Ce que l'auteur considère comme une preuve indirecte de l'absence de pneumocoque.)

e) Recherches bactériologiques sur les fragments cadavériques durcis à l'alcool absolu.

Aucune altération des cellules ganglionnaires et névrogliques des cornes antérieures et postérieures : peu de microorganismes. Dans certains vaisseaux capillaires fortement injectés, se trouvaient isolés, en différents endroits, plusieurs des bacilles très fins dont il a été question. Sur plusieurs points de la pie-mère médullaire, particulièrement congestionnés, il y avait des capillaires qui étaient obstrués par des thrombus, ainsi que des amas extravasés, libres au sein du tissu pie-mérien proprement dit ; en ces points se trouvaient encore les fins bâtonnets en nombre variable, mais toujours moindre.

OBSERVATION LXXVIII (Cas T)

Entré le 12 février 1893, mort le 24 mars, l'après-midi, à 4 heures 50. Autopsié le 26 mars, à 8 heures du matin. L'ouverture du crâne seule a été permise.

Forte rigidité cadavérique. Poitrine très proéminente. Ventre en bateau.

De plus, dure-mère et pie-mère cérébrales congestionnées. Dépôts gélatineux, blanchâtres sur la pie-mère cérébrale, formant aussi des languettes de mêmes couleurs orientées suivant les sillons cérébraux. A la base, masses semblables au niveau des nerfs olfactifs et optiques, de la protubérance et de l'origine des nerfs crâniens. A l'incision, il s'écoule des mailles arachnoïdiennes un liquide séreux. Aplatissement des circonvolutions cérébrales. Tissu cérébral anémié. Dans les ventricules latéraux 50 cc. de sérosité.

Les fragments cadavériques réservés furent : des méninges des hémisphères droit et gauche. (Tous ces fragments furent aussitôt plongés dans l'alcool à 80 0/0 et les sérosités ventriculaires versées dans un tube stérilisé bouché avec du liège, comme ceux dont on se sert d'habitude pour l'envoi de la lymphe.)

1° EXAMEN DÉTAILLÉ DES FRAGMENTS CADAVÉRIQUES

Ces fragments de méninges cérébrales étaient encore remarquables par la dilatation et la réplétion anormales des vaisseaux, tout particulièrement des veines. La pie-mère était colorée en brun-rouge-clair et toute couverte d'un riche réseau de vaisseaux remplis jusque dans leurs plus fines ramifications de sang fluide. En un point de la face interne de celle-ci, se trouvait un dépôt ou fausse membrane de forme irrégulière, de couleur gris-jaunâtre d'environ 4 ou 5 centimètres de diamètre : tout autour et tout près, la congestion sanguine était particulièrement accentuée. Il y avait encore des dépôts analogues, mais plus petits en d'autres endroits de la pie-mère cérébrale.

2° RECHERCHES BACTÉRIOLOGIQUES

a) Examen des fausses membranes cérébrales. Au microscope, sur des fragments gros comme une lentille, on vit très bien dans quelques préparations de très fins bacilles très rares et, çà et là, des coccus isolés de taille moyenne.

b) Recherches sur le sang des sinus (préparations sèches). Dans toutes les préparations on voyait les mêmes bâtonnets très fins que chez D...; il y en avait en moyenne quatre à dix, parfois plus, régulièrement répartis dans toute la préparation entre les globules rouges plus ou moins altérés par l'alcool. Il faut faire remarquer que, tout autour d'un point hémorragique situé dans le tissu dure-mérien, il se trouvait dans une des préparations, outre des bâtonnets très fins isolés, des amas de ceux-ci groupés par dix, vingt et plus. Il semble qu'il y ait eu là thrombose, puis hémorragie et que, par ce fait, les bâtonnets se soient trouvés libres au sein même du foyer hémorragique. D'ailleurs la préparation contenait quelques coccus sans capsule, isolés ou groupés, ainsi qu'un bacille court, épais, formant une longue chaine, avec des extrémités mousses. Dans les globules sanguins eux-mêmes, on ne put jamais démontrer la présence des bacilles.

c) Recherches sur les méninges cérébrales. Dans la dure-mère congestion et riche injection capillaires. Dans la pie-mère abondante néoformation de capillaires pour la plupart vivement injectés. Dans quelques vaisseaux se trouvaient des amas de bacilles très fins ; en d'autres endroits, il y avait seulement, çà et là, un bacille isolé au milieu des corpuscules sanguins. Dans le tissu de la pie-mère, qui lui-même n'était pas altéré, ainsi que dans ses éléments cellulaires, on ne put jamais déceler de bacilles. En maints endroits se trouvaient des extravasations capillaires, dont la disposition était la même que celles qui ont été décrites dans la pie-mère médullaire de D... Dans la fausse membrane elle-même, on distinguait une substance fondamentale d'une texture finement imbriquée (comme celle d'un exsudat fibrineux), où se trouvaient dispersés des noyaux et des cellules rondes. Çà et là, on y trouvait un fin bacille. Mais il n'y en avait point de groupés en amas.

OBSERVATION LXXIX (Cas S)

Entré le 6 février 1892, mort le 13 avril, à 10 h. 10 du matin. Autopsié le 14 avril 1892, à 8 h. 1/2 du matin.

Maigreur considérable. Raideur cadavérique prononcée. Poitrine fortement proéminente. Ventre rétracté en bateau.

Congestion de la pie-mère cérébrale. Celle-ci est louche. Nombreuses granulations de Pacchioni. Collection liquide trouble dans le voisinage du chiasma optique. Epanchement séreux au fond de la cavité crânienne, sous la dure-mère cérébrale. Epanchement séreux dans les ventricules cérébraux et particulièrement dans les ventricules latéraux. Dans le cervelet, gros abcès, formé de la réunion de plusieurs petits (1).

---

(1) L'ouvrage intitulé : *L'Epidémie de grippe dans l'armée allemande, 1889-1890*, contient (p. 55-56) une observation analogue ; toutefois le foyer purulent se trouvait dans ce cas dans l'hémisphère cérébral gauche.

Adhérences sur toute la surface du poumon droit et sur toute la face postérieure du poumon gauche. Congestion du foie, des reins, des capsules surrénales. Rate un peu grosse. Rien de remarquable dans l'estomac ni l'intestin ; nulle part de tubercules.

Les fragments cadavériques réservés furent les suivants : fragment du cerveau, du mésencéphale ; le cervelet couvert de pus. Morceaux du foie. Rein et rate. Trois verres à réaction remplis : 1 de liquide céphalo-rachidien extrait de la cavité crânienne et des ventricules latéraux, 2 de sang pris dans les deux cavités du cœur.

1° Examen détaillé des pièces cadavériques

La pie-mère cérébrale de S... paraissait trouble, gris-rouge ; elle était plus épaisse et plus résistante que d'habitude. Les vaisseaux sanguins, particulièrement les veines, étaient dilatés, sinueux, fortement injectés. Sur une coupe fraiche du fragment du cerveau, on voyait un riche pointillé sanguin. Les vaisseaux dilatés avaient des parois épaisses. La substance corticale était plus rouge que d'habitude : sur le cervelet, qui était couvert de pus, il y avait des foyers purulents isolés, en connexion l'un avec l'autre ; ils étaient de volume variable, irréguliers, et contenaient des débris blanc-jaunâtre avec des flocons mêlés à une masse purulente, très verdâtre, crémeux Leurs parois, encore visibles, étaient très rouges et toutes couvertes d'un riche réseau de vaisseaux sanguins de différents calibres, remplis de sang. Ils étaient durs et criaient à la coupe, parfois comme du cartilage. Cet abcès multiloculaire était entouré d'une capsule épaisse de 2 à 3 mm., très rouge, très vasculaire. Il semblait, en somme, que de multiples foyers hémorragiques avaient évolué vers la suppuration au sein même du tissu cérébral, et peu à peu avaient constitué le foyer actuel.

Le foie, la rate et les reins avaient également une coloration rouge sombre et laissaient écouler, à la coupe, une grande quantité de sang noir.

Dans les trois verres, le liquide était absolument inodore. Le sang du cœur était fluide, de coloration rouge sombre (il est resté fluide pendant huit jours). Les liquides d'origine crânienne étaient légèrement sanguinolents, colorés en rouge clair. La sérosité du ventricule latéral était un peu trouble, grisâtre ; sa consistance était aqueuse ; elle contenait de petits débris et des grumeaux.

2° RECHERCHES BACTÉRIOLOGIQUES

Les pièces sur lesquelles elles ont porté sont très bien conservées.

a) Ensemencement sur agar glycériné avec le sang du cœur, la sérosité recueillie au fond de la cavité crânienne, le pus de l'abcès cérébelleux. (Etuve à 35°.) Après 48 heures des colonies diverses étaient apparues, surtout dans les capsules ensemencées avec du sang. Les colonies les plus étendues contenaient les bactéries ordinaires de la putréfaction. (Deux bacilles, deux espèces de coccus.) D'autres colonies, plus petites, visibles au microscope, très transparentes, contenaient exclusivement ces bâtonnets très fins, dont nous avons déjà si souvent parlé. Dans les ensemencements de sang, elles étaient régulièrement réparties au milieu des globules rouges. Dans une des cultures faites avec le pus, il n'était poussé presque exclusivement que ces colonies caractéristiques grosses comme une tête d'épingle. Des ensemencements ultérieurs faits sur agar avec ces petites colonies ne réussirent point, comme celles analogues qu'avait données l'ensemencement du liquide ventriculaire de D...

b) Préparations couvertes de lamelles. Dans trois préparations faites avec le pus de l'abcès cérébelleux, se trouvaient, à côté de coccus sans capsules isolés ou groupés en petit nombre, de courts bacilles très fins ; quelquefois ils étaient réunis par groupes de cinq à vingt, absolument semblables à ceux qu'on avait observés chez D... et T...

Dans les recherches suivantes, la présence du bacille ne fut pas seulement démontrée dans les liquides, mais encore dans les préparations d'organes (foie, rate, reins) : les bacilles y étaient toutefois très rares ; ils se trouvaient constamment entre les cellules des parenchymes, jamais dans l'intérieur de celles-ci. Outre ces bacilles, il y avait dans ces organes de très rares coccus isolés.

Les préparations de sang contenaient encore çà et là quelques bacilles assez épais avec des extrémités mousses.

c) **Examen bactériologique des fragments réservés.**

Les résultats observés sur les coupes du cerveau et du mésencéphale furent les mêmes que ceux fournis par la moelle et la protubérance de D...

Dans la pie-mère cérébrale, particulièrement à la convexité, il y avait une congestion anormale avec une dilatation et une augmentation de nombre des capillaires ; en certains endroits, il y avait aussi de petites extravasations au sein même du tissu pie-mérien. Des bâtonnets très fins pouvaient être reconnus tant dans l'intérieur des vaisseaux intacts que dans les épanchements hémorragiques où ils se trouvaient libres.

Rien de pathologique dans le cerveau lui-même (écorce, substance blanche, etc.). En particulier, aucun bacille dans les éléments nerveux proprement dits ou les cellules névrogliques. Mais les capillaires et quelques vaisseaux plus gros étaient un peu plus abondamment entourés de cellules rondes ; on y trouvait très exceptionnellement les bacilles très fins.

Sur les coupes des fragments de cervelet couvert de pus, on voyait partout à la loupe des points hémorragiques ainsi que des foyers ramollis à côté de masses caséeuses et véritablement purulentes ; il y avait aussi un riche réseau vasculaire, rempli de sang souvent orienté suivant des travées de tissu conjonctif.

Sur les préparations de coupes colorées, on voyait de nombreux noyaux et des cellules de grosseur différente, ainsi qu'un épais réseau conjonctif pourvu d'une riche vascularisation capillaire. Sur les foyers caséeux, on distinguait surtout des cellules rondes déformées, des noyaux libres de tailles diverses, des débris délicats de tissu cérébelleux. Au milieu de ces éléments, on voyait çà et là un coccus isolé ou de petits amas de coccus sans capsule, ainsi que de très fins bacilles. Dans le tissu qui séparait ces débris et au sein des cellules, il n'y avait pas la moindre bactérie. Les capillaires, intacts, contenaient seulement en quelques endroits des bacilles caractéristiques ; mais nulle part ils n'avaient déterminé de thrombus.

Le tissu splénique était remarquable par la dilatation et la forte injection de ses vaisseaux. Dans la pulpe, le tissu conjonctif était parfois hyperplasié ; on y trouva, isolés, quelques-uns de nos bacilles, il n'était pas toujours possible de reconnaître si ceux-ci se trouvaient dans l'intérieur des vaisseaux ou en dehors d'eux. Dans une des coupes, on trouva un amas de 10 à 12 bacilles dans un espace vide limité par des cellules non altérées.

Même congestion dans les reins ; hyperplasie du tissu conjonctif interstitiel ; çà et là, entre les globules sanguins, particulièrement dans les plus gros vaisseaux, se trouvait un bacille très fin ; il y en avait de très nombreux en certains endroits dans les capillaires ; dans les glomérules, où abondaient les noyaux, mais où il n'y avait rien d'anormal à part cela, on ne voyait qu'exceptionnellement les bacilles.

Dans le foie, dont le tissu était altéré en certains points, on en distinguait d'isolés, et quelquefois de réunis en petits groupes.

Dans son second article, M. Pfuhl insistait sur ce point qu'il ignorait, lors de ses premières recherches, le résultat de celles de Pfeiffer et Beck, qui n'ont été publiées que le 19 mai 1892, à la Société des médecins de la Charité. Ses propres observations n'ont d'ailleurs point été modifiées par celles des auteurs précédents avec lesquelles elles concordent. Ayant vu à Hanovre des préparations originales de crachats, faites par Pfeiffer, il ne met plus du tout en doute l'identité de son bacille avec celui de Pfeiffer. Bien plus, il confirme ses premières constatations par deux observations nouvelles, absolument concordantes.

OBSERVATION LXXX

Le 6 juin mourut un malade de la quatrième catégorie ; je fus chargé encore de procéder à des recherches sur le cadavre.

AUTOPSIE faite quarante-deux heures après la mort. Le cadavre était celui d'un homme amaigri, mal musclé. Raideur cadavérique. Thorax proéminent. Ventre rétracté en bateau.

Vive congestion de la dure-mère et de la pie-mère cérébrales.
Aplatissement des circonvolutions cérébrales. Dans la cavité crânienne, environ 100 cc. de sérosité trouble. A la base, nappe purulente
s'étendant du chiasma optique à la moelle allongée. Épanchement
séreux dans toutes les cavités cérébrales. Dans la corne postérieure
du ventricule latéral et dans le quatrième ventricule, il y avait en
plus une dégénérescence de l'épendyme. Le quatrième ventricule
était considérablement dilaté. Cerveau luisant et humide à la coupe,
très mou, marqué d'un riche pointillé hémorragique ; sa substance
grise n'avait qu'une épaisseur de 5 mm. Cervelet de consistance molle.
L'ouverture des autres cavités du corps n'a pas été permise.

Le laboratoire reçut, le 9 juin 1892, des fragments de cerveau,
de mésencéphale et de cervelet, de la dure-mère, enveloppés dans
des linges imbibés de sublimé ; il reçut, en outre, du liquide recueilli
dans la cavité crânienne, des masses muco-purulentes appartenant
aux ventricules latéraux et du sang du sinus transverse (environ
3 cc.). Les recherches furent aussitôt entreprises.

RECHERCHES MICROSCOPIQUES

a) Préparation sous lamelles faites avec toutes les parties liquides. A côté de deux ou trois microbes de la putréfaction (bacilles
épais et coccus) se trouvaient, dans quelques préparations, des bacilles courts très fins dont la taille et la forme étaient identiques
avec celles du microbe trouvé dans les trois autopsies précédentes. C'étaient dans les préparations faites avec les masses muco-
purulentes qu'ils étaient le plus abondant, dans celles faites avec
le sang qu'ils étaient le plus rare. Les premières contenaient en
outre des diplocoques et des staphylocoques, sans capsules.

b) Ensemencements sur agar glycériné avec toutes les parties
liquides. Dans toutes les capsules, après quarante-huit heures, surtout dans celles qui avaient été ensemencées avec du sang, on dis-
tingua plusieurs espèces de bacilles de la putréfaction. Mais, en
outre, principalement dans les capsules ensemencées avec du pus ou
du liquide céphalo-rachidien, on reconnut, seulement à la loupe ou
au microscope, des colonies grosses comme des têtes d'épingle,
transparentes, constituées toujours par les mêmes bacilles très fins

et courts observés dans les préparations sèches. Bien que les capsules ensemencées avec du sang eussent été envahies par la flore bactérienne de la putréfaction, on y pouvait encore reconnaître, en procédant avec beaucoup d'attention, de très fins bacilles peu abondants, au milieu des bacilles de la putréfaction. Les capsules ensemencées avec du pus contenaient aussi quelques colonies de ce diplocoque sans capsule trouvé déjà dans les préparations sèches faites également avec le pus.

c) Recherches sur les fragments cadavériques. Le bacille caractéristique fut encore trouvé dans les coagulums sanguins et dans les vaisseaux des méninges cérébrales, mais toujours en faible quantité. Dans ces fragments cadavériques dominaient les formes courtes du bacille, tandis que, dans les cultures sur agar, il avait en général l'apparence d'un fil. Un nouvel ensemencement sur agar du bacille recueilli dans ces cultures ne donna aucun résultat. Faute de temps on dut renoncer aux méthodes de cultures données par Pfeiffer et Beck dans leurs travaux les plus récents.

Sur les coupes de cerveau durci on observa un ramollissement de la névroglie qui contenait par places des noyaux peu nombreux. En d'autres points, au contraire, ces noyaux étaient en nombre anormal, notamment au voisinage des gros vaisseaux. Presque partout, les cellules ganglionnaires étaient entourées d'un espace libre de dimensions anormales. Pas de néo-formation de capillaires; ceux qui existaient n'étaient point altérés; quelques-uns seulement contenaient les bacilles très fins et courts; ceux-ci se trouvaient surtout dans les capillaires sanguins et dans les fentes lymphatiques, ordinairement isolés; il était exceptionnel qu'on en vît de groupés. Pas de véritables obstructions vasculaires. Pas de bacilles dans les éléments cellulaires du cerveau.

OBSERVATION LXXXI

Le cinquième cas, très intéressant, concerne un homme qui tomba malade dans son pays où il se trouvait en permission. Dès le 6, il avait éprouvé de *violentes douleurs dans la tête et dans la nuque*; il avait eu de fréquents *vomissements*. Il revint au corps le 7 juin se sentant incapable de faire son service; il entra à l'hôpital le 9:

il racontait qu'à cette époque l'influenza sévissait dans son pays où les symptômes avaient, d'après son récit, le caractère cérébral. La maladie évolua comme dans les cas précédents. Dès le 24, cependant, il mourut.

L'autopsie faite le 26 juin fournit les résultats analogues à ceux des précédentes observations.

Amaigrissement moyen. Rigidité cadavérique persistant seulement encore dans les jambes. Thorax plat. Ventre un peu tendu. Méninges très vivement congestionnées. A la base et à la convexité du cerveau, trainées purulentes le long des vaisseaux sous la pie-mère. Dans les deux ventricules latéraux, liquide trouble, jaune-rouge, fluide (environ une cuiller à thé). Leur surface interne est tapissée d'un riche réseau de vaisseaux dilatés. Surface de section humide et marquée d'un riche pointillé hémorragique. Le troisième et le quatrième ventricules sont vides. La cavité crânienne seule a pu être ouverte.

Les pièces cadavériques recueillies à l'autopsie (cerveau, liquide de la cavité crânienne et des ventricules), arrivèrent au laboratoire le 28 juin. Les recherches sur les liquides n'ont pu être faites, le récipient qui les contenait ayant été brisé. Les recherches durent être limitées aux fragments de cerveau. Ceux-ci, malgré les précautions prises, avaient une forte odeur de putréfaction. Ils furent immédiatement plongés dans l'alcool absolu. Quelques jours après on en fit des préparations sèches (fragments de la convexité et de la base). On y vit : 1° deux espèces différentes de bacilles de la putréfaction ; 2° quelques amas petits et rares de diplocoques sans capsule ; 3° dans un très grand nombre de préparations de très fins bacilles courts, le plus souvent isolés, plus rarement rassemblés en petits amas, et ressemblant sous tous les rapports à ceux qui avaient été trouvés dans les quatre autres cas. Ce qui est remarquable, c'est l'abondance de ces microbes spécifiques, plus grande que dans les autres cas, et en rapport avec la prompte évolution de la maladie (1° cas : 22 jours de traitement ; 2° cas : 41 jours ; 3° cas : 85 jours ; 4° cas : 67 jours : 5° cas : 15 jours.)

Sur les coupes de divers fragments cérébraux durcis, on voyait, tant dans l'écorce que dans la substance médullaire, un certain nombre de foyers ramollis, colorés en rouge brun, punctiformes, un peu plus gros qu'un grain de miel, enflammés et sanguinolents (blutigentzuudlich) mal délimités en général. Au microscope, on a reconnu : 1° dans la névroglie de l'écorce et de la substance médullaire, entre les éléments cellulaires, de grands bacilles semblables au bacille du foin et souvent de très longs filaments de cette même espèce ; 2° dans les vaisseaux sanguins et les capillaires et fentes lymphatiques des individus isolés ou des amas de grosseur variable des bacilles très fins et courts, absolument identiques à celles que les préparations directes avaient permis d'observer dans les méninges cérébrales. Quelques capillaires, en différents endroits, étaient complétement bouchés par eux sur toute l'étendue qui en était visible ; 3° des coccus qui pouvaient être vus très exceptionnellement dans les vaisseaux.

Les points du cerveau qui étaient ramollis par l'inflammation étaient constitués par des amas de débris irréguliers, granuleux, de dimensions variables et par des noyaux altérés. Souvent ces amas ne pouvaient être vus qu'au microscope et n'y occupaient qu'une partie du champ. Çà et là, en nombre peu considérable, on voyait les courts bacilles très fins, au sein même de ces masses ou tout autour ; mais là encore pas de bacilles, ni dans les cellules ganglionnaires, ni dans celles de la névroglie.

OBSERVATION LXXXII

PORTE. (*Dauphiné médical*, 1894.) (Résumée).

Grippe. Méningisme. Mort. AUTOPSIE : *Méningite suppurée. Abcès du cervelet. Dans le pus, diplobacille de la grippe.*

X..., 21 ans. Rien dans les antécédents héréditaires ou personnels. Début brusque de la maladie actuelle par des frissons répétés, de la *constipation* et surtout une *céphalalgie violente*. Dès le second jour, éruption herpétique confluente autour des lèvres. A l'entrée, *contracture des muscles de la nuque* fixant la tête en extension forcée. *Contracture des quatre membres*, peu marquée aux membres supérieurs. Exagération des réflexes rotuliens. *Raie méningitique* très nette. *Insensibilité* au contact et à la pression.

Aucun trouble intellectuel. Rien du côté des yeux. Le caractère du pouls est normal (92). T. 38°,5 ; urines un peu albumineuses.

Pendant dix jours, la température oscille entre 38°,5 et 39°,5: elle descend brusquement à la normale et remonte ensuite à 38°,5, pour redescendre un certain nombre de fois à la normale pendant deux ou trois jours. Pas d'amélioration des symptômes. L'examen bactériologique du sang, pratiqué avec l'aide bienveillant de M. le Dr Trouillet, a montré, au milieu des globules sanguins, des diplocoques encapsulés, animés de mouvements extrêmement rapides et tout à fait analogues aux microbes, que MM. Teissier, Roux et Pittion, considèrent comme caractéristiques de la grippe.

Le malade, après une série d'améliorations passagères, est mort le vingt-cinquième jour présentant toujours de la contracture de la nuque et une violente céphalalgie.

Autopsie : vingt-quatre heures après la mort. Cerveau très congestionné. Veines gorgées de sang noir et entourées d'un exsudat opalescent. En deux ou trois points de la convexité, amas d'une coloration verdâtre. Pas d'adhérences des méninges. A la base, autour du chiasma, au niveau du cervelet, léger exsudat. L'aqueduc de Silvius est tapissé par un léger exsudat verdâtre. Dans les ventricules, liquide louche avec de petits flocons de pus verdâtre. Ventricules latéraux très dilatés. Corps opto-striés très ramollis. Rate congestionnée, non diffluente, un peu grosse.

Les cultures faites avec l'exsudat des ventricules cérébraux donnent des colonies nombreuses du diplocoque déjà trouvé dans le sang.

OBSERVATION LXXXIII

Communiquée par MM. les médecins-majors Trouillet et Esprit.
(Inédite).

Grippe. Méningisme. Crises épileptiformes. Examen du sang : Diplobacilles. Mort. Autopsie : *Méningite. Examen du sang du cœur : Diplobacilles.*

C..., 2° d'artillerie, entre à l'hôpital *le 12 novembre* 1893. Il a été pris brusquement la veille au soir d'arthralgie et de *céphalée.* T. 39°,2.

A son entrée, il se plaint toujours des deux précédents symptômes. Il présente de l'albumine dans l'urine, rien au cœur, rien aux poumons, rien à l'abdomen. T. 39°,5. Aucun antécédent, ni personnel, ni héréditaire.

13. — T. 39°. Le malade a pris de l'antipyrine, 2 gr.; du sulfate de quinine, 0 gr. 50; du chloral, 1 gr. Bain toutes les trois heures. Glace sur la tête.

14. — T. 38°,5. La céphalée est moins intense.

15. — T. 38°. Le malade va mieux. Traces d'albumine dans l'urine.

16. — T. 37°5. Les phénomènes cèdent.

26. — T. 40°,1. Rechute. Céphalée intense, albumine, *dépression du centre en bateau*, le pouls est plus rapide que ne le voudrait la température. *Crises épileptiformes. Examen du sang : diplobacilles.* Ensemencement dans bouillon.

27. — *Coma, dysphagie, rétention d'urine. Le malade est couché en chien de fusil.* T. 41° le soir.

28. — Mort.

Autopsie. — *Congestion des vaisseaux des méninges, piqueté et ramollissement de la substance cérébrale.* Autour du bulbe exsudats. Liquide encéphalo-rachidien *abondant et louche.* Rien au cœur, rien aux poumons. Congestion du foie et de la rate. Augmentation de volume. Urine dans la vessie.

Bactériologie. — Injection de 1 cc. sous-cutanée de culture dans bouillon faite avec le sang pendant la vie, à deux cobayes, morts en huit jours et douze jours après avoir présenté de la fièvre, de l'albumine et de l'amaigrissement.

Le sang pendant la vie, recueilli avec les précautions antiseptiques nécessaires, présentaient des diplobacilles.

Une goutte de sang recueillie dans le cœur à l'autopsie est fertile.

OBSERVATION LXXXIV

Communiquée par MM. les médecins-major Trouillet et Esprit.
(Inédite).

Grippe. Méningisme. Examen du sang : Diplobacilles. Mort. Autopsie : Méningite purulente prédominant du côté du bulbe. Dans le liquide céphalo-rachidien : Diplobacilles.

G... Jean, artificier, 2° d'artillerie, entre à l'hôpital le 9 avril 1895. Depuis deux jours, il est à l'infirmerie, courbaturé et se plaignant de *douleurs de tête persistantes. Le 9 avril*, on le dirige sur l'hôpital parce qu'il est pris de *vomissements* et qu'il présente un léger mouvement de fièvre (37°,6) ainsi que quelques râles sibilants à la base gauche. Le pouls est plus rapide que ne le voudrait la température.

Le 10, on examine les urines, trouble léger par le réactif d'Esbach. Température 37°,6. Etat stationnaire.

11. — Température 38°. Hébétude, somnolence, *difficulté de la parole, contracture de la nuque. Dilatation des pupilles, pas de selles*. Diminution de la sensibilité, points douloureux à la colonne vertébrale.

Examen du sang, nombreux diplobacilles.

12. — Indifférence complète du malade, somnolence plus accentuée. *Pouls 64*. Température 38°. Rétention d'urine. Pas de selles. Léger trouble dans les urines par le réactif d'Esbach.

13. — Rétention d'urine. Pas de selles. Le malade fait quelques mouvements. Il a l'air de se réveiller un peu. Température 37°,8.

14. — Un peu moins d'hébétude, pas de selles, pas d'urines, sensibilité cutanée un peu plus accentuée. Température 37°,8.

15. — Température 37°,2. L'intelligence semble revenue. Le malade répond aux questions qu'on lui pose. Albumine dans les urines par le liquide d'Esbach, par la chaleur et l'acide azotique.

16. — L'intelligence est tout à fait revenue. Le malade s'exprime plus facilement, mais l'on constate une *parésie du membre inférieur droit* et de la *diplopie*. Température 37°,4. *Selles involontaires*.

17. — Température 39°,6. Mort à 8 h. 30 du matin.

Le traitement a consisté principalement en glace intus et extra (vessie de glace sur la tête), bains toutes les trois heures, injection de caféine, antipyrétiques.

AUTOPSIE le 18 avril.

(Encéphale, bulbe, cervelet.) — Nous incisons le cuir chevelu, nous rabattons en avant et en arrière, nous enlevons la calotte crânienne. A la convexité sous les méninges, les vaisseaux font de grosses saillies variqueuses et, lorsque nous voulons séparer l'encéphale proprement dit de ses enveloppes, nous nous heurtons à de nombreuses adhérences sur les parties latérales des *vaisseaux* accom-

progrès de ci, de là, de traînées louches, mais les lésions les plus nombreuses et les plus profondes siègent au niveau du bulbe. Celui-ci est tapissé de granulations. La substance est friable. Au niveau du cervelet et au voisinage de la scissure, en un point, nous notons une véritable *collection purulente étalée*.

La masse cérébrale et la masse cérébelleuse sont molles, presque diffluentes. La toile choroïdienne est granuleuse. Les ventricules sont pleins d'un liquide louche.

(Cavités thoracique et abdominale.) — Les poumons sont sains, pas d'adhérences, pas de foyers caséeux ou hépatisés. Le cœur est un peu graisseux, mais sans lésion valvulaire.

Le foie et la rate sont augmentés de volume, les reins sont gros et congestionnés.

En somme, les lésions graves siègent au niveau de l'encéphale, du cervelet et du bulbe. C'est là que s'est produite la cause de la mort.

BACTÉRIOLOGIE. — *Le 18 avril*, nous avons ensemencé sur gélose avec toutes les précautions nécessaires du *liquide encéphalo-rachidien* de cet artilleur. Nous avons porté le tube de la culture à l'étuve à 37°,4.

Le 19 après midi, des colonies commencent à se montrer le long de la strie d'ensemencement.

Le 20 après midi, la culture s'est développée abondamment. Une parcelle est examinée au microscope à 1,200 d. immersion. Nous constatons *uniquement la présence des diplobacilles de la grippe*.

21. — Ensemencement dans bouillon.

23. — Le bouillon s'est troublé. Il présente exclusivement des diplobacilles de la grippe. Cette culture a servi à *inoculer deux cobayes qui sont morts tous les deux, l'un en trois jours, l'autre en six jours, après avoir présenté des troubles analogues* à ceux de la grippe. Une culture sur sérum faite avec le même point d'origine a liquéfié le milieu en quatre jours. Le *sang* des animaux, dont nous venons de parler, présentait pendant la vie *des diplobacilles*. Le sang du cœur, ensemencé après la mort, a été fertile. Le *sang*, recueilli avec toutes les mesures de désinfection néces-

saires au niveau de la pulpe plantaire pendant la vie, a été également fertile et a reproduit dans sa culture *uniquement des bacilles de la grippe*.

OBSERVATION LXXXV

Communiquée par MM. les médecins-majors TROUILLET et ESPRIT.
(Inédite.)

Grippe. Méningisme. Examen du sang : Diplobacilles. Mort. AUTOPSIE : *Méningite : diplobacilles dans le liquide encéphalo-rachidien.*

B... (Claudius), deuxième canonnier servant, 2e d'artillerie.

Ce malade entre le 8 juin 1895 avec de la fièvre, de la *céphalée*, des *vomissements*. Il est dans un état de prostration assez grand. Il ne peut que difficilement se tenir debout. Un examen plus attentif permet d'observer de la *dilatation des pupilles*. B... accuse aussi une douleur assez vive dans la région sous-orbitaire, cette douleur revient par accès et parait être une névralgie de ce territoire. L'affection a débuté brusquement le 7 juin par une céphalalgie violente et de la fièvre, 39°.

9 juin. — Pas d'albumine dans les urines. L'état de prostration augmente. On continue le traitement institué dès le début : Potion de Todd avec caféine, 0gr,50 ; antipyrine, 2 grammes ; sulfate de quinine, 0gr,50 ; chloral, 1 gramme ; glace sur la tête ; bain toutes les trois heures.

10. — Vomissements. État stationnaire. *Examen du sang. Il renferme une quantité de streptobacilles.*

11. — Les vomissements cessent. Le malade a l'air par instants de se réveiller. Le ventre est déprimé en bateau. Pas de selles. Pas d'émission d'urine.

12. — L'état général est plus mauvais. Le malade ne répond qu'avec peine aux questions qu'on lui pose. Il est couché en chien de fusil. Indifférent à tout ce qui se passe autour de lui. Pouls petit, rapide, plus rapide que ne le voudrait la température.

13. — Mort.

AUTOPSIE. — Corps d'un homme de moyenne constitution, modérément musclé. Ouverture du crâne : on note tout d'abord une injection considérable du péricrâne. La calotte enlevée, les vaisseaux des méninges sont turgescents et fortement gorgés de sang.

Adhérences le long de la convexité, exsudats blanchâtres sur toute la convexité et spécialement sur la ligne médiane, au niveau des circonvolutions frontales. A la base, quelques exsudats autour du bulbe et de la protubérance. Liquide louche et sanguinolent très abondant dans les ventricules. Piqueté de la substance cérébrale. Un peu de ramollissement de toute la masse encéphalique. Avant de détacher le cerveau et le cervelet on ensemence avec toutes les précautions indiquées en pareil cas un tube de gélose.

Abdomen. — Une partie du gros intestin est encombrée de matières stercorales, il en est de même au niveau de l'intestin grêle.

La rate est augmentée de volume et ramollie.

Le foie est congestionné, plus gros qu'à l'état normal, couleur lie de vin.

Le rein droit est augmenté de volume, d'apparence apoplectique. La vessie est pleine.

Cavité thoracique. — Les poumons sont sains. Plaques laiteuses sur le cœur, particulièrement sur le ventricule droit.

BACTÉRIOLOGIE. — *16 juin.* — L'ensemencement du *liquide encéphalo-rachidien* sur gélose a donné une culture de *diplobacilles* purs.

17. — On porte dans du bouillon stérilisé une parcelle de cette culture.

18. — On injecte à un cobaye à neuf heures du matin 1 cc. de la culture dans bouillon âgée de vingt heures et présentant uniquement des diplobacilles. *Mort le 25,* après avoir présenté de la fièvre et des traces d'albumine dans les urines ainsi qu'un amaigrissement progressif considérable. Le sang du cœur contient uniquement des *diplobacilles.* Cultivé dans bouillon, il reproduit une culture pure du même microorganisme.

18. — Injection de 1 cc. de culture (1) sous-cutanée à un autre cobaye, il *meurt le 27 juin* après avoir présenté les mêmes symptômes que le précédent.

---

(1) Culture de liquide encéphalo-rachidien issue du n° B et développée dans bouillon après être passée sur gélose.

24. — Injection intra-veineuse d'un cc. de la même culture (culture de liquide encéphalo-rachidien issue du n° B et développée dans bouillon après être passée sur gélose). Injection intra-veineuse de 1 cc. à 2 lapins trouvés morts tous les deux le *26 juin* après avoir présenté 40°,2 de température, la température initiale ayant été pour le premier, 38°,1 ; pour le deuxième, 38°,2. Le sang du cœur est fertile inoculé dans bouillon. A l'autopsie de ces animaux, congestion de tous les organes, hypertrophie du foie et de la rate.

Dans leur travail, MM. Trouillet et Esprit signalaient des cas où le microbe spécifique de la grippe s'associait, pour déterminer les lésions méningitiques, aux microbes de la suppuration, voire même au bacille de Koch.

B. **Méningites consécutives à la grippe.** — Nous nous sommes suffisamment expliqué, dans un chapitre précédent, sur la manière dont nous comprenions la pathogénie de ces méningites. Il ne nous reste plus qu'à en faire l'énumération : comme celle-ci le montrera, tout micro-organisme peut être rencontré dans les méninges au cours de la grippe, et ceux dont nous allons parler ne sont probablement que les variétés les plus fréquentes parmi celles qui colonisent et prospèrent sur un terrain aussi favorable que l'est le système nerveux d'un grippé. On retrouvera, en particulier, dans les observations qui suivent, les différentes espèces bactériennes dont les auteurs ont voulu faire parfois le microbe spécifique de la grippe.

Nous n'avons noté, dans l'évolution clinique de ces cas multiples, aucune forme spéciale à chacun d'eux : la symptomatologie est celle des méningites micro-

biennes en général, dont la thèse d'Adenot a donné
une si excellente description.

Parmi les microbes rencontrés le plus fréquemment
dans les méninges au cours de la grippe, le plus important à considérer, après le bacille spécifique, est le
pneumocoque : nous commencerons donc l'énumération des méningites consécutives à la grippe par celle
des méningites à pneumocoque.

a) **Méningite à pneumocoque.** — La pneumococcie méningée s'observe fréquemment au cours de la
grippe. Sans insister sur la méningite cérébro-spinale
épidémique que l'on attribue aujourd'hui au pneumocoque et dont on a fait quelquefois une manifestation
de la grippe, nous nous intéresserons uniquement aux
méningites observées pendant les épidémies grippales
et imputables au microbe de Talamon et de Fraenkel.

La pneumococcie méningée est le plus souvent liée
à une pneumonie ; mais elle peut s'observer indépendamment d'elle, soit que le pneumocoque transporté
par le sang se soit localisé exclusivement et de prime
abord sur l'encéphale, soit que primitivement établi
dans les cavités infractueuses qui l'avoisinent, il ait
ultérieurement gagné les méninges. La grippe favorise ces divers modes d'invasion. On connaît depuis
longtemps la fréquence des pneumonies pendant les
épidémies grippales. En outre, Netter relève qu'en
1837, en 1851, en 1886, la grippe a précédé de peu
ces épidémies de pneumonies infectantes, caractérisées par la dispersion du pneumocoque dans le sang
et éminemment propres à déterminer sa localisation
dans les méninges. D'autre part, le nombre des

suppurations des cavités naturelles de la face, en temps de grippe, sont dues au pneumocoque (Weichselbaum, Politzer). Toutes les circonstances étiologiques qui favorisent la localisation du pneumocoque dans les méninges sont donc réunies au moment des épidémies grippales : aussi n'est-il pas étonnant qu'on l'y ait si souvent observée. M. le professeur agrégé Netter a bien voulu nous communiquer la statistique des méningites qu'il a observées pendant ces dernières années ; nous y relevons en 1889 (janvier à septembre ; période ayant précédé la grande épidémie de 1889-90) 9 méningites dont 5 à pneumocoques ; en 1890, 11 dont 7 à pneumocoques (4 cas seulement antérieurs au 1er avril ; à cette date, la grippe pouvait être considérée comme terminée) ; en 1891, 3 méningites, toutes 3 à pneumocoques ; en 1892, 2 à pneumocoques ; en 1873, 5, dont 3 à pneumocoques ; en 1894, 2 à pneumocoques.

Quant au rôle joué par la grippe dans l'infection des méninges par le diplocoque encapsulé de Talamon et Fraenkel, nous pensons qu'il n'est guère possible de le préciser encore ; ce qui nous apparaît comme le plus vraisemblable, c'est que l'organisme est alors modifié dans un bon nombre de cas, soit par les conditions extérieures qui ont fait éclater l'épidémie, soit par les sécrétions du bacille spécifique, de telle sorte que le pneumocoque, dont la virulence est peut-être accrue, y végète plus facilement ; pullulant dans le sang, les poumons, les cavités naturelles de la face, il se propagerait plus aisément aux méninges, devenues elles-mêmes plus propres à l'infection.

Nous rappellerons que le pneumocoque peut déterminer, à distance, par l'effet de ses sécrétions, des symptômes méningitiques violents, sur lesquels nous avons insisté dans un chapitre précédent.

1° Pneumococcie méningée avec pneumonie au cours de la grippe.

Deux cas peuvent se présenter : la localisation encéphalique du pneumocoque peut se manifester par des symptômes méningitiques ou rester latente ; ce dernier cas se produit chez les individus dont l'écorce cérébrale vieillie par l'âge ou l'alcoolisme chronique est devenue incapable de réactions vivaces en présence des infections ou des intoxications.

Nous en trouvons deux exemples dans la thèse de Ménétrier.

OBSERVATION LXXXVI

Résumée d'après M. Hanot, in Th. de Ménétrier.

Pneumonie chez un vieillard au cours d'une épidémie de grippe. Méningite latente. A L'AUTOPSIE, exsudat fibrino-purulent un peu verdâtre prédominant à la convexité.

Un homme de 68 ans meurt au treizième jour d'une *pneumonie du sommet gauche sans autres phénomènes d'ordre cérébral qu'un coma ultime. A l'autopsie, on trouve la pie-mère infiltrée d'une matière fibrino-purulente un peu verdâtre et surtout abondante à la convexité des hémisphères.*

Nous devons dire que cette observation est empruntée au mémoire de M. Lauth, sur les pneumonies de 1886, et nous avons vu que l'auteur ne les rattachait pas très précisément à la grippe. En outre, on pourrait nous objecter que l'étude bactériologique du pus n'avait pas été faite ; mais nous savons par les

travaux de Netter et par la thèse de Vaudremer (1), que :
1° On peut macroscopiquement, dans les autopsies de
méningites suppurées, savoir si le pus est à pneumocoque ou non ; 2° l'épanchement purulent dans la
méningite à pneumocoque occupe souvent la convexité de l'encéphale, est souvent abondant, épais et
possède une teinte verdâtre caractéristique : 3° dans
les autres cas, il est jaune le plus souvent ou représenté par des flocons fibrineux en suspension dans le
liquide arachnoïdien. Les propositions 2 et 3 nous
semblent remplies dans l'observation précédente.
Nous tenons d'ailleurs à les citer au début de cette
étude, car dans un certain nombre de cas, bien que
l'étude bacteriologique du pus n'ait pas été faite, on a
conclu, en se basant sur elles, à la présence du pneumocoque dans l'exsudat des méninges.

L'observation suivante, empruntée aux cliniques
de M. le professeur Jaccoud et reproduite par Ménétrier, se rapporte, non plus à un vieillard, mais à un
alcoolique atteint de pneumonie grippale. Le malade
n'avait présenté pendant la vie que du délire peu violent et avait succombé à l'asphyxie. Cette fois la dissé-
mination du pneumocoque avait été démontrée dans
le poumon et dans les méninges.

OBSERVATION LXXXVII

JACCOUD (*In* Th. de Ménétrier : obs. XVI). (Résumée).

*Alcoolisme. Pneumonie grippale. Délire tranquille. Mort après asphyxie.
Méningite latente :* A L'AUTOPSIE, *infiltration fibrineuse des plexus choroïdes ;
le pneumocoque est démontré dans l'exsudat méningé.*

Claude R..., 48 ans, tailleur de pierres, entré le 12 mars.

____

(1) Vaudremer. *Etudes sur les méningites suppurées non tuberculeuses.*
Th. de Paris, 1893.

Bonne santé habituelle. *Alcoolisme*. Début le 12 mars par un frisson brusque. Crachats rouges. La nuit, agitation.

A l'entrée : pas de délire, un peu d'inquiétude ; parole brève, saccadée, tremblement des mains. *Pneumonie droite*. T. 40°,3. Dans la nuit *délire assez tranquille*.

13 mars. — Le malade asphyxie. T. m. 39°,6. P. s. 39°,5.

14. — Mort à cinq heures du matin.

AUTOPSIE : Hépatisation grise du lobe inférieur droit et du tiers inféro-postérieur du lobe supérieur de ce côté. La surface pleurale correspondante est recouverte de fibrine. Splénisation du poumon gauche dans le lobe inférieur avec noyau d'hépatisation grise.

Les plexus choroïdes des ventricules latéraux renferment infiltré dans leurs mailles un exsudat fibrineux.

On trouve le *pneumocoque :* 1) dans le suc pulmonaire ponctionné au niveau de la pneumonie trois heures après la mort, 2) dans l'exsudat des plexus choroïdes, 3) dans les bouchons fibrineux des bronches.

Lorsque la méningite se traduit pendant la vie par des symptômes, le méningisme peut revêtir la forme banale ou la forme apoplectique. Ce dernier cas se trouve représenté par l'observation suivante, empruntée au travail de M. Netter, sur l'endocardite végétante ulcéreuse due au pneumocoque.

OBSERVATION LXXXVIII

RICHARDIÈRE (cité par Netter, in *Arch. de physiol.*, août 1886).
(Résumée).

Grippe. Pneumonie. Endocardite. Résolution de la pneumonie à forme apoplectique. Mort. AUTOPSIE : *Lésions de pneumonie d'endocardite ulcéro-végétante à pneumocoques. Méningite fibrino-purulente de la convexité.*

Apolline C..., 68 ans, ménagère ; entrée le 22 avril, malade depuis une quinzaine de jours (céphalalgie, toux), en un mot elle paraissait atteinte de grippe, quand, le 17, elle ressentit un violent point de côté avec un frisson intense.

A l'entrée, on note une *pneumonie fibrineuse* à gauche. Etat général grave, fièvre vive, langue fuligineuse ; pas d'albumine. Souffle aux deux orifices mitral et aortique. Artères athéromateuses.

28 avril. — Pneumonie en résolution locale ; la défervescence s'opère, mais ne dure pas.

5 mai. — Même état local. *Brusquement, à quatre heures du soir, perte de connaissance.*

4. — Au matin, *coma. Respiration très bruyante*, très fréquente (92). Pouls très fréquent, petit, régulier.

Incontinence d'urine et des matières. Membres *du côté droit flasques, membres du côté gauche plus résistants. Tête penchée à droite, fixée. Yeux déviés en dehors en strabisme divergent. Pupille insensible à la lumière. La malade paraissait atteinte de paralysie faciale inférieure droite : elle fumait la pipe de ce côté.* Quelques crachats sanguinolents. Pas de déviation de la langue, ni de paralysie du voile du palais.

5. — Au matin *coma* profond ; nez pincé, yeux ternes, pupilles immobiles. Même attitude de la tête. Placidité des membres. *Respiration irrégulière.* La mort survient dans la journée.

AUTOPSIE *le 6.* — Poumon gauche induré dans son lobe inférieur (quelques adhérences). Lésions d'une pneumonie fibrineuse en résolution (hépatisation brun-gris). Poumon droit normal, cœur dilaté, endocardite végétante ulcéreuse de la valvule sigmoïde aortique dans le myocarde, foyer anfractueux rempli d'une bouillie sanieuse. Légères altérations endocarditiques sur la mitrale. Pas d'infarctus dans les viscères.

Encéphale : exsudat *fibrino-purulent à la surface des hémisphères, au niveau de la convexité,* infiltré dans les mailles de la pie-mère. Dans les ventricules latéraux liquide louche.

Dans les végétations endocarditiques, dans le foyer myocarditique on décèle le *pneumocoque.*

Elle est remarquable par la coexistence d'une myocardite et d'une endocardite pneumococcique. On y verra signalé le début brusque des accidents cérébraux, survenant pendant la résolution de la pneumonie. On y notera le grand nombre de symptômes apoplectiformes (Perte de connaissance. Hémiplégie indiquée du côté droit. Incontinence des urines et des matières. Stertor) ; toutefois, les yeux de la malade, au lieu de regarder le côté non hémiplégié étaient en strabisme divergent, ce qui ressortit plutôt à la méningite qu'à l'hémorragie cérébrale.

La forme banale du meningisme se trouve décrite dans deux observations de M. le professeur Grasset, rapportées dans ses leçons cliniques sur la pneumococcie déterminée par la grippe. Dans les deux cas, il s'agissait de deux malades atteints de pneumonie ; mais dans le premier cas, les lésions pulmonaires ne survinrent que tardivement ; dans le second, elles étaient déjà en résolution quand apparurent les phénomènes méningitiques. Inversement les lésions méningées, très étendues et très prononcées dans le premier cas, étaient plus discrètes et moins avancées dans le second. Le tableau clinique avait été dans les deux cas le même, celui de la méningite cérébrospinale épidémique avec laquelle M. Grasset identifiait ces cas sporadiques.

OBSERVATION LXXXIX

GRASSET (*Semaine médicale*, 1894, p. 107.) (Résumée).

Grippe. Méningisme cérébro-spinal. Pneumonie droite tardive et discrète. Mort. AUTOPSIE. *Méningite fibrineuse à la convexité et à la base du cerveau. Congestion de la moelle. Pneumocoque dans l'exsudat méningé.*

X..., jeune soldat. Entré le 23 novembre 1892. Il est grelottant. *pelotonné sur lui-même.* Traits tirés ; *trismus.* Aspect de cholérique. *Vomissements fréquents. Renversement de la tête en arrière.* Albumine.

24 novembre. — T. 37°,7. *Respiration irrégulière, pouls (60) irrégulier. Dilatation et resserrement des pupilles.* Rien au cœur ni aux poumons. Douleur de nuque très intense. Raie méningitique. TRAITEMENT : calomel, caféine, quinine.

25. — Coma; *contracture dans les membres.* TRAITEMENT : opium et chloral. A partir d'une heure du soir, la respiration s'embarrasse, une grande quantité de mucosités jaunâtres encombre l'arbre bronchique. T. 38°, et puis 38°,8 à huit heures. Raideurs dans les membres. Mort dans la nuit.

A l'autopsie (pratiquée par Kiener) on trouva au poumon droit quelques *régions pneumoniques*; mais M. le professeur Grasset estime que « leur infection était probablement tardive, quasi terminale ». Au cerveau, congestion méningée, prononcée surtout à la base; infiltration de la pie-mère à la convexité et à la base par un *exsudat œdémato-fibrineux*, formant des traînées le long des gros vaisseaux; il manque à la région frontale, prédomine à la partie moyenne et postérieure du cerveau. *Pneumocoque* dans l'exsudat méningé. Congestion sur les coupes du cerveau. Simple *congestion médullaire.*

OBSERVATION XC

GRASSET (Résumée dans thèse de *Vigne*; Obs. IX).

Grippe. Pneumonie. Méningisme cérébro-spinal. Mort. AUTOPSIE. *Pneumonie en voie de résolution. Exsudat fibrineux des méninges cérébrales.*

X..., soldat du génie, entre à l'hôpital le 13 janvier. D'abord envoyé en chirurgie pour une otite et un peu d'amygdalite. La T. à 39°, le 14 au soir, monte, le 15, de 38° le matin à 39°8 le soir, puis commence à décroître le 16 (39°), et tombe, le 17 au matin, à 37°,8. C'est la fin du premier acte, l'entrée du microbe dans l'économie et sa manifestation sur l'amygdale et surtout l'oreille. La température remonte peu à peu et atteint 41°,2, le 19 au soir.

On trouve la cause de cette nouvelle poussée fébrile dans l'appareil respiratoire et, le 22, on l'envoie à la clinique médicale : il est très fatigué, *pneumonie au cinquième jour*. Ventouses, potion alcoolique, lait et bouillon.

25. — Grande prostration; conjonctives rouges; souffle étendu à la partie moyenne du poumon. Dyspnée, cyanose, *délire*. Acétate d'ammoniaque. Caféine, éther, ventouses et sinapismes.

24. — Le délire continue. *Carphologie. Soubresauts des tendons.*

25. — *Contracture, l'œil se convulse en haut. Raie méningitique. Constipation opiniâtre.* Lav. purg. T. 39°.8.

26, 27, 28. — L'état est de plus en plus grave. Langue sèche. *Paralysie de la vessie. Trismus. Inégale dilatation des pupilles.*

29. — Embryocardie. Le souffle pneumonique a disparu, râles de retour. Les pneumonies sont en résolution ; comme l'otite et l'amygdalite ont déjà guéri, il meurt de sa méningite.

AUTOPSIE. — *Plaques de fibrine dans les méninges* ; aux poumons, hépatisation en voie de résolution ; la méningite tue le malade sans avoir eu le temps d'arriver à la suppuration.

Dans l'observation suivante, publiée par Fürbringer, il s'agit plutôt de méningisme cérébral ; on n'observe pas, comme dans les cas précédents, les contractures des membres, donnant au tableau clinique l'aspect du typhus cérébro-spinal épidémique. L'exsudat méningé ne contenait pas le pneumocoque pur, mais celui-ci mélangé avec de rares streptocoques.

OBSERVATION XCI

FÜRBRINGER (*Deutsche medicin. Wochens.*, 1892, p. 47. Obs. IV.)
(Traduite et résumée).

Grippe. Symptômes méningitiques. Pneumonie. Mort. AUTOPSIE : *Pneumonie du sommet droit. Méningite purulente de la convexité. Pneumocoques dans le pus ; quelques streptocoques.*

E... (G.), domestique, 52 ans, pris brusquement le 2 décembre 1871 de fièvre, céphalée, douleurs dans les membres ; il tousse, agitation considérable. La veille de l'entrée, le malade râlait et appelait avec des marmottements inintelligibles. Depuis il n'a plus parlé, n'a plus reconnu personne. A l'entrée, forte cyanose ; R. 36

Pouls (112) un peu irrégulier. T. 40°. Infiltration du sommet droit. Dans les autres parties des deux poumons, surtout à la base, nombreux râles sous-crépitants : *mouvements oculaires incoordonnés (tantôt forte divergence, tantôt convergence). Pupilles inégales, paresseuses.* Réflexe patellaire exagéré ; pas de paralysie. Agitation considérable, l'obtusion des sens s'atténue passagèrement après un bain tiède. Albumine et liquides. Le pouls devient filiforme, de fréquence variable 112-140. Fièvre intense.

Le lendemain, *coma;* râle trachéal. Mort à midi. DIAGNOSTIC : Pneumonie croupale et leptoméningite.

AUTOPSIE. — *Pneumonie croupale* dans le lobe supérieur droit. Dans les lobes inférieurs, particulièrement à la base gauche, près du bord postérieur, petits foyers tuberculeux. La *pie-mère est congestionnée, infiltrée à la convexité* par un *exsudat jaune verdâtre œdémateux.* Trainées de pus le long des veines ; l'exsudat purulent se prolonge dans le canal médullaire et dans la gaine des nerfs crâniens, aussi loin qu'on peut le rechercher. Oreilles saines. Dans le pus des méninges, on a trouvé des *diplocoques encapsulés ainsi que de rares streptocoques en chaînettes de deux ou de trois.*

Nous rattacherons encore à cette catégorie, à cause de l'existence du délire, et malgré l'absence de détails, les deux observations rapportées, l'une, en 1890, par Leyden, l'autre, en 1895, par MM. Haushalter et Viller. Dans les deux cas, il y avait grippe, pneumonie, et le pneumocoque fut trouvé dans l'exsudat méningé.

OBSERVATION XCII

LEYDEN *(Berlin. klinisch. Wochens.,* 1899, p. 215.) (Traduite et résumée).

Grippe. Pneumonie. Délire. Mort. AUTOPSIE. *Méningite cérébrale à pneumocoques.*

Il s'agit d'une femme qui tombe malade le 3 janvier et s'est présentée après avoir été assez longtemps souffrante, avec une *pneu-*

monie typique. Elle mourut dans le délire. Son expectoration était verdâtre.

A L'AUTOPSIE, *méningite cérébrale* et pneumonie (hépatisation gris rouge). L'exsudat des méninges contient le *pneumocoque* de Fraenkel, qui se trouve également dans celui des poumons.

OBSERVATION XCIII

HAUSHALTER ET VILLER (*Gazette hebd. de méd. et de chir.*, 1895, nº 27, p. 321.) (Résumée).

Grippe. Pneumonie gauche. Phlegmon de l'œil opéré (pus de pneumocoque). Délire. État adynamique. Mort. AUTOPSIE : *Méningite purulente à pneumocoque. Pas de lésions apparentes du tissu rétro-oculaire.*

X..., 35 ans, employé de chemin de fer, alcoolique endurci. Le 6 janvier, il prend la grippe ; entre à l'hôpital de Toul. Le 8, foyers de *pneumonie* à la base gauche ; jusqu'au 12, état général assez bon. Le 13, iritis séreuse intense ; T. 37°. Le 14, phlegmon de l'œil qu'on opère ; dans le pus recueilli pendant l'opération, on trouve le *pneumocoque* à l'état de pureté. A cette date, la température monte à 39°,9. Les jours suivants, aggravation de l'état général : état adynamique ; la température se maintient presque constamment au-dessus de 39°,5, même le matin. Le 17 janvier, elle atteint 40°,2 ; le 19, elle monte jusqu'à 40°,4. Le malade succombe le 22 janvier avec 40°,6. AUTOPSIE : *Congestion des méninges. A l'ouverture des méninges, écoulement de sérosité abondant ; à la convexité des hémisphères, surtout à gauche, traînées et plaques de pus concret, adhérent.* A la base du cerveau, pas de pus, mais quelques adhérences fibreuses anciennes (méningite chronique alcoolique). Aucune lésion apparente, ni dans le tissu cellulo-adipeux de l'orbite, ni dans le nerf optique. Foyer de pneumonie à la base du poumon gauche (hépatisation grise) : à la base droite, carnisation. Foie et rate très volumineux. Rien au cœur.

BACTÉRIOLOGIE. — Dans le pus des méninges, le poumon, la pulpe splénique, la présence du *pneumocoque* est décelée. On le voit encore au microscope sur des préparations faites avec des lames de cornée, des fragments de choroïde, et surtout dans la rétine.

MM. Haushalter et Viller estiment que dans ce cas la localisation méningée du pneumocoque s'est faite indépendamment de sa localisation oculaire ; le tissu intermédiaire a été, en effet, démontré sain ; mais il reste la supposition d'une transmission par voie sanguine, très vraisemblable, si l'on remarque que les accidents cérébraux sont survenus aussitôt après l'ouverture du phlegmon oculaire ; pendant cette opération, des vaisseaux furent ouverts et le pneumocoque a pu très aisément emprunter la voie sanguine pour arriver jusqu'aux méninges. Quoi qu'il en soit, cette observation rapporte l'exemple d'une migration rare du microbe de la pneumonie et, à ce titre, très digne d'intérêt.

Dans les cas précédents, sauf peut-être dans le dernier, il y avait eu, semble-t-il, méningite par septicémie et non par pyohémie. Dans le cas suivant, observé par M. Surmont, de Lille, et rapporté dans la thèse de Redureau, elle a succédé très vraisemblablement à une pyohémie pneumococcique à point de départ pulmonaire. Il s'agit, en effet, d'un vieillard alcoolique, qui prend une grippe bénigne, mais qui, au moment présumé de la guérison, commet une imprudence ; dans cet organisme débilité par une double intoxication grippale et alcoolique, le pneumocoque fait invasion et une pneumonie se déclare ; l'évolution en est bénigne ; mais en pleine défervescence, apparaît un souffle d'endocardite, le malade entre dans un état typhoïde, et, très vraisemblablement, une embolie partie du cœur vient obstruer l'artériole destinée au tiers moyen de la frontale ascendante gauche, car une monoplégie brachiale droite se déclare ; l'infection purulente s'étend, le malade délire, la raideur de la nuque apparaît et, le processus embolique se propageant à l'artériole destinée au pied de la troisième frontale gauche, l'aphasie apparaît dans les dernières heures de l'existence.

OBSERVATION XCIV

SURMONT. (Th. de Redureau.) (Résumée).

*Grippe. Pneumonie. Endocardite aiguë, état typhoïde grave. Monoplégie brachiale. Délire. Raideur de la nuque. Aphasie. Mort. Pas d'*AUTOPSIE. *(Méningite à pneumocoque par embolie ?)*

Théodore B..., *62 ans*, vigoureux, interné deux fois pour des accidents psychiques d'origine *alcoolique*. Artérioscléreux.

Le *15 janvier*, il prend une grippe bénigne (courbatures, catarrhe laryngo-trachéal). Au bout de trois jours, n'étant pas complètement guéri, il sort et prend froid. Le lendemain, exagération de la toux, quelques crachats teintés de rouge. A ce moment, *pneumonie droite* dans le lobe moyen. Autres organes sains. Le cœur est un peu gros, le deuxième bruit à la base est très marqué (artériosclérose). Les jours suivants, évolution normale et silencieuse de la pneumonie. La guérison semblait proche, quand, le *27 janvier*, on note un souffle léger à la pointe du cœur.

28. — Il augmente, la fièvre est vive, le malade agité ; un frisson.

29. — L'état s'aggrave ; *délire*.

30. — Le souffle est bien plus intense, couvre les deux bruits, devient rapeux.

31. — *Monoplégie brachiale droite ;* l'état infectieux se prononce, les frissons sont si violents que le lit du malade tremble sous lui.

10 février. — *Légère raideur de la nuque*, s'accentuant jusqu'à la mort du sujet survenue le 2 au soir. Le malade a été *aphasique* pendant les vingt-quatre dernières heures de son existence. L'autopsie n'a pu être faite.

D'après M. Surmont, la méningite, à laquelle ce malade a succombé, était de nature pneumococcique ; l'endocardite qui l'a déterminée devait, en effet, être due elle-même au pneumocoque ; bien que M. Jaccoud ait démontré la possibilité d'endocardites à streptocoques au cours de la pneumonie, M. Surmont estime qu'une endocardite streptococcique, dans le cas actuel, eût été plus tardive et eût eu moins de chances de produire une méningite. Dans un autre ordre d'idées, nous remarquerons que le malade était, à la fois, un vieillard et un alcoolique et que, cependant, les lésions méningées n'ont pas été aussi silencieuses qu'on eût pu s'y attendre dans de telles conditions.

Si nous envisageons les observations précédentes au point de vue du moment où sont apparus les phénomènes méningitiques, nous voyons qu'on peut les classer sous trois chefs, d'après la division donnée par M. Netter.

1° Apparition des phénomènes méningitiques antérieure à la pneumonie (Obs. LXXXIX).

2° Apparition des phénomènes méningitiques contemporains de la période fébrile de la pneumonie (Obs. XCI, XCIII).

3° Apparition des phénomènes méningitiques postérieure à la période fébrile de la pneumonie (défervescence) [Obs. LXXXVIII, XC, XCII, XCIV].

On voit par cette statistique que, dans ces cas de grippe, la pneumococcie méningée est survenue le plus souvent vers la fin de la pneumonie.

On remarquera notamment que les deux cas, tous deux mortels, où la méningite s'est accompagnée d'endocardite aiguë, ont été tardifs.

On notera encore que la forme apoplectique a été la plus rare et, enfin, que trois de nos observations se rapportent à des alcooliques.

Toutefois, le nombre des observations précédentes est trop restreint et leur rapport avec la grippe n'est pas assez définitivement démontré pour que nous songions à attribuer à ces résultats une autre valeur que celle de simples indications.

2° Pneumococcie méningée sans pneumonie au cours de la grippe.

a) avec *congestion pulmonaire.*

Nous pouvons citer ici des exemples de chacune des formes de méningisme signalées à propos de méningites à pneumocoques accompagnées de pneumonie.

Tout d'abord, M. Netter rapporte, résumée d'après M. Raymond, une observation de méningite latente au cours d'une grippe ; il y avait du coryza ; M. Netter présente cette observation comme type de méningites par infection nasale. A l'autopsie on trouva de la congestion pulmonaire, et une méningite purulente de la base.

OBSERVATION XCV

RAYMOND (résumée par M. *Netter. Arch gén. de méd.*, 1887).

Grippe. Coryza. Congestion pulmonaire. État semi-comateux. Mort. AUTOPSIE. — *Méningite purulente de la base. Congestion pulmonaire.*

Un vieillard de 75 ans est pris, le *15 octobre*, d'un frisson avec claquements de dents.

16. — Nouveau frisson suivi de chaleur et de sueurs.

17. — État gastrique. Courbatures. *Coryza.* Conjonctives injectées. Crachats mousseux.

18. — *État semi-comateux.* Pas de paralysie de contracture, ni de trépidation ; 37°,5. *Râles sous-crépitants* aux deux bases, en arrière.

Mort le 19, à midi.

On trouve, à la *base du cerveau, une matière purulente* qui va jusqu'à 2 centimètres d'épaisseur. Un exsudat analogue existe le *long des scissures de Silvius*. Le cerveau lui-même est intact. Les poumons ne présentent que de la congestion, deux noyaux de broncho-pneumonie. La rate, plus volumineuse, pèse 900 grammes. Congestion du foie, des reins.

Parmi les observations personnelles contenues dans la thèse de M. Vigne, nous en relevons trois qui doivent trouver leur place ici. Dans les trois cas, il y avait congestion des poumons et les méninges de la moelle et du cerveau étaient infiltrées d'un pus verdâtre que l'auteur attribue au pneumocoque. Dans l'un de ces cas, le suivant, le méningisme peut être qualifié d'apoplectique, à cause du début brusque du coma et du stertor ; mais l'hémiplégie n'est pas signalée.

OBSERVATION XCVI

VIGNE (Thèse : obs. VII).

Grippe. Ictus apoplectiforme. Stertor. Râle. Coma. Mort. AUTOPSIE : *Méningite purulente cérébro-spinale. Congestion pulmonaire.*

S..., atteint de grippe légère, sorti de l'infirmerie depuis trois jours, est amené à l'hôpital le 26 février. Agitation extrême, cyanose complète, face et cou violacés. Cris incessants. *Respiration stertoreuse :* purgatif, bains chauds, sinapismes, ventouses, vésicatoire, antipyrine et quinine. A midi, *coma et râle :* caféine et éther. Vers quatre heures, nous appliquons des sangues derrière les oreilles cyanosées. *Alternatives de resserrement et de dilatation des pupilles.* T. 40°,6. Mort à neuf heures du soir.

AUTOPSIE. — Pus *très épais* sous forme de *plaques* dans les *méninges du cerveau.* La moelle *cervicale* et la *moelle lombaire* présentent une véritable gaine formée par un exsudat *purulent jaune verdâtre.* Poumons fortement congestionnés. *Dans ces cas, l'ictus morbide s'est déclaré brusquement au point d'anéantir toutes les forces de l'individu et d'amener sa chute comme dans une attaque d'apoplexie.* Le facies est vultueux; la respiration bruyante et rapide. Dans ce cas, suivi de mort après quinze heures de maladie, à la période d'excitation a succédé bientôt, sans que le malade reprit connaissance, une période de coma avec gêne de la respiration et asphyxie progressive.

Les deux observations qui suivent ont présenté une autre allure symptomatique : on a assisté à l'évolution d'un méningisme cérébro-spinal complet. (Délire et coma. Inégalité pupillaire. Contractures généralisées. Incontinence des urines et des matières.) A l'autopsie on a trouvé dans les méninges cérébrales et médullaires des lésions rendant parfaitement compte de la multiplicité des symptômes.

OBSERVATION XCVII

VIGNE (Thèse : obs. VI).

Grippe. Méningisme cérébro-spinal. Mort. AUTOPSIE : exsudat purulent cerebrale dans les méninges cérébrales et médullaires; autour du cervelet et du bulbe, liquide également purulent. Congestion des poumons.

C..., jeune soldat, atteint de grippe, continue son travail malgré sa fatigue. Le 26 février, après avoir été pris d'un *délire* violent, il est transporté à l'hôpital. Là, il reprend connaissance, mais nous constatons une dépression intellectuelle notable. Il ne sait pas où il est, ni d'où il vient. *Raideur tétanique de la nuque et des lombes.* T. 39°,6. *Vomissements fréquents.* Prescr.: calomel, bain chaud, vésicatoire à la nuque.

27 février. — *Constipation opiniâtre*; herpès labialis; agitation extrême; hyperesthésie cutanée. T. m. 38°,4; s. 37°,8. — Sinapismes, ventouses, bain.

28. — Le malade ne vomit plus. Après avoir repris ses idées normales un instant, il tombe dans un *état comateux*. — Antipyrine, quinine, lav. purg., bain, éther, caféine.

Vomissements violents, coma profond. T. m. 39°; s. 42°. *Évacuation involontaire des urines et des fèces.* La prostration augmente. *Trismus.* Pouls à 136. Le malade meurt dans le coma le matin.

AUTOPSIE. — Poumons congestionnés ; pas de zone d'hépatisation. Cavité abdominale : foie volumineux, rate petite, intestin normal. Cavité crânio-rachidienne : couche épaisse *de pus sur la convexité et la base de l'encéphale, couleur verdâtre ; cervelet* et *bulbe* noyés dans un liquide épais franchement *purulent.* Pas de granulations tuberculeuses. *Moelle : pus verdâtre dans toute sa longueur.*

OBSERVATION XCVIII

VIGNE (Thèse : obs. I).

Grippe. Méningisme cérébro-spinal. Mort. AUTOPSIE : *exsudat purulent verdâtre infiltrant les méninges cérébrales et médullaires. Congestion des poumons.*

C...., jeune soldat, est pris de lassitude avec céphalalgie et malaise général. Il continue son service. Cinq à six jours plus tard, le 15 février, on l'amène à l'hôpital. Il avait *déliré* durant la nuit du 14 au 15. A son entrée, il a le visage injecté, le pouls très élevé ; *raideurs et contractures du tronc, opisthotonos, vomissements fréquents, ventre un peu déprimé.* Hébétude. T. 40°. Prescr. : glace, antipyrine, eau de Sedlitz.

16 février. — *Délire* intense. Très forte agitation, cri *cérébral constant,* respiration bruyante. Sonorité thoracique bonne, à part quelques râles muqueux disséminés dans la poitrine. *Inégalité des pupilles.* Herpès labialis. T. m. 39° ; s. 37°,2. Prescr. : vésicacatoire à la nuque, calomel, lavem. purg. Bain à 35°.

17. — Le délire continue, la *constipation* persiste. Le malade crie toujours. La raideur du corps est plus accentuée. *Convulsions.* — Quinine, pot. purg., benzo-naphtol, ventouses, glace, bain à 35°.

18. — Même état. T. m. 38°,2 ; s. 38°,4. Même traitement, calomel.

19. — Cris violents. Beaucoup d'agitation. Pouls petit, bat 132.

20. — Le malade reprend connaissance pour un moment. Alternatives de délire et de lucidité. Injection des conjonctives, photophobie. — Calomel, quinine et antipyrine. T. m. et s. 38°,2. *Raideur complète du dos et de la nuque.*

21. — Coma profond. Infiltration purulente de la cornée. Phlegmon et gonflement érysipélateux du nez. Menace de phlyctènes. Escharres sur tous les points saillants du corps. TRAITEMENT : caféine, éther, antisepsie interne et externe.

Le malade meurt, dans cet état, le 23 février dans l'après-midi.

AUTOPSIE. — *Cerveau et moelle entourés de pus verdâtre, visqueux, très abondant au niveau du chiasma des nerfs optiques qu'il enveloppe : pas de granulations tuberculeuses. La pie-mère se détache du cerveau avec facilité. Poumons congestionnés, sans granulations tuberculeuses. Intestin normal.*

b) avec *Bronchite pseudo-membraneuse.*

M. Netter (1) rapporte, d'après Parent–Duchâtelet, une observation de méningite purulente cérébro-spinale survenue au cours d'une grippe avec bronchite. A l'autopsie, on découvrit dans les bronches des fausses membranes semblables à celles que Nonat avait déjà décrites à propos des bronchites grippales de 1837. Or, dit M. Netter, on sait que ces fausses membranes « fourmillent de pneumocoques ». Cette observation, comme les deux précédentes, représente le tableau clinique de la méningite cérébro-spinale épidémique.

OBSERVATION XCIX

PARENT–DUCHATELET (cité par *Netter, loc. cit.*) (Résumée).

Grippe. Bronchite. Méningisme cérébro-spinal. Mort. AUTOPSIE : *Méningite cérébro-spinale purulente. Bronchite pseudo-membraneuse.*

L...., 50 ans ; bonne santé habituelle ; pris de frissons et de fièvre ; *céphalalgie ; vomissements bilieux assez abondants.* Pen-

(1) Netter. In *Arc. gén. de méd.*, 1887.

dant quelques jours, état stationnaire ; le malade frissonne sans
cesse ; il est dans un état de malaise et de morosité continuel ; il
tousse beaucoup. Le dixième jour, la céphalalgie devient atroce,
déterminant des cris au moindre mouvement ; *douleurs intenses
dans le dos*. Le onzième jour *perte brusque de connaissance ; dilatation considérable des pupilles* ; respiration plus gênée, toux
plus forte ; *délire* ; *commencement de raideur dans la totalité
de la moelle épinière*. Le douzième et le treizième jour, aggravation considérable de tous ces symptômes, *opisthotonos léger*, mais
net. Coma. Le quatorzième jour, mort.

Autopsie : Inflammation de l'arachnoïde tant *cérébrale que
spinale*, avec couche de *matière puriforme étendue à toute la
surface*. Sérosité purulente et floconneuse épanchée dans les ventricules latéraux et particulièrement abondants vers l'origine de la
queue de cheval. Inflammation de la muqueuse des *bronches* qui
se trouve recouverte dans toute son étendue d'une *fausse membrane semblable à celle qu'on trouve dans le croup*.

c) avec *suppuration des cavités naturelles voisines
de l'encéphale*.

Nous citerons les deux observations suivantes, publiée, l'une par Politzer, l'autre par Weichselbaum
en 1890 et pouvant servir d'exemple d'invasion des
méninges par le pneumocoque, amené au cours de la
grippe dans les cavités naturelles de la face. Dans la
première. comme dans le cas de MM. Haushalter et
Viller rapporté plus haut. on n'a pas retrouvé de
lésions indiquant une propagation suppurative par
continuité. Dans la seconde, au contraire, où il s'agit
de méningite purulente de la base consécutive à un
abcès des sinus maxillaire et frontal droit, la dure-mère était infiltrée précisément aux points correspondant à ces sinus. Nous rappellerons ici que dans
l'observation de M. Raymond, rapportée plus haut par

M. Netter, celui-ci admettait que la propagation infectieuse s'était faite par les fosses nasales.

OBSERVATION C

POLITZER (*Wien. med. Wochens.*, 1890, n° 10.) (Traduite et résumée.)

Grippe. Otite moyenne et mal de Bright. Méningite purulente à pneumocoque. Pas de propagation par continuité.

Dans un cas d'otite moyenne supposée compliquée de mal de Bright et terminé par la mort, on trouva une *méningite étendue*; cependant on ne peut constater aucun pertuis par où le pus de l'oreille ait pu fuser dans la cavité crânienne.

Dans l'exsudat purulent des méninges on trouve le *pneumocoque*.

OBSERVATION CI

WEICHSELBAUM (*Wien. medecin. Wochen.*, p. 225, n° 6.) (Traduite et résumée.)

Grippe. Abcès de la paupière inférieure. OPÉRATION. *Méningisme cérébral. Mort rapide.* AUTOPSIE : *Méningite à pneumocoque. Abcès du sinus fronta et maxillaire droit. Propagation par continuité.*

Jeune homme entré à la fin de décembre à la clinique ophtalmologique après avoir eu l'influenza huit jours avant. A l'entrée, enflure considérable de la paupière supérieure droite avec fluctuation peu nette; globe oculaire intact; une incision détermina l'écoulement d'une grande quantité de pus épais. Le lendemain, le malade se plaignit de *maux de tête. Des vomissements, du délire* survinrent. Le malade *perdit connaissance* et mourut le même jour.

AUTOPSIE : Abcès de la paupière supérieure, collection purulente dans les sinus maxillaire et frontal droit. Infiltration purulente de la dure-mère sur l'étendue correspondante à ces derniers. Au même point abcès cérébral récent. Les ventricules contenaient un liquide purulent; méninges çà et là infiltrées de pus. On trouva le *pneumocoque*.

Le processus était sans doute parti des sinus de la face et avait ultérieurement déterminé la pachyméningite, puis la leptoméningite et enfin l'abcès cérébral.

b) **Méningite à pneumobacille de Friedlander.** — L'observation suivante, recueillie dans le service de M. le Professeur Bernheim, de Nancy, a été publiée par M. le Professeur agrégé Etienne, dans un travail d'ensemble sur le pneumobacille de Friedlander. Elle se rapporte à un cas de pyohémie observé au cours d'une grippe à détermination broncho-pneumonique dans l'origine. Nous rappellerons à ce propos que Jolles a considéré le pneumobacille de Friedlander comme le bacille spécifique de la grippe.

OBSERVATION CII

ETIENNE. (Arch. de méd. expérim., 1894.) Résumée).

Grippe. Broncho-pneumonie. Arthrite de l'épaule et du genou. Méningite suppurée. Pneumobacille de Friedlander dans les poumons, les articulations, les méninges.

C..., 33 ans, cordonnier ; entré le 31 mars 1894, à l'hôpital civil de Nancy, dans le service de M. le Professeur Bernheim. Sa mère aurait succombé à une méningite tuberculeuse. Alcoolisme. La maladie a débuté la veille de l'entrée par des frissons, des vomissements alimentaires, un point de côté à gauche ; le lendemain vive douleur au niveau de l'acromien droit.

ETAT ACTUEL. — *2 avril.* — Expectoration rouillée, adhérente ; au dessous, au poumon gauche, en arrière, matité et respiration soufflée sans râle dans les fosses sus et sous-épineuses ; au dessous de l'épine submatité, souffle tubaire et râles crépitants jusqu'à la base. Gonflement et douleur vive à la pression, au niveau de l'articulation scapulo-humérale. Genou gauche tuméfié, douloureux.

5. — Herpès labial. Expectoration blanche. Bruits du cœur faibles. Au poumon gauche : submatité au sommet, matité à la base, râles sous-crépitants au-dessous de l'angle de l'omoplate ; souffle tubaire de la fosse sous épineuse. Articulation acromiale droite moins douloureuse. Douleur vive et épanchement dans le genou gauche. Le malade a eu des nausées la veille.

4. — P. 116, petit, régulier. T. 39°,4. Dans la nuit le malade a beaucoup *déliré*, a jeté ses couvertures ; ce matin il a crié et s'est plaint du *mal de tête*. Actuellement les *pupilles sont dilatées* avec tendance à la *déviation conjuguée à droite. Raideur de la nuque*. Marmottement et carphologie. Pas de réponses aux questions. Ventre ballonné. Au poumon gauche submatité dans toute la hauteur, souffle dans la fosse sus-épineuse. Quand le malade fait des mouvements de la face, les traits semblent plus accentués du côté droit que du côté gauche. Coma toute la soirée. Mort à 10 h. 1/2 du soir.

AUTOPSIE. — Pleurésie purulente. Aux poumons, broncho-pneumonie à gauche, congestion à droite. Cœur friable. Rate diffluente. Foie congestionné. Les articulations du genou et de l'épaule sont remplies de pus jaunâtre, grumeleux. *Méninges :* sous l'arachnoïde, sur toute la surface convexe, infiltration de pus verdâtre, de même aspect que celui des articulations ; à la base, pus moins abondant, en plaque fibrineuse au niveau de la protubérance, sur le bord du cervelet et le long de la scissure de Silvius. A la convexité vive injection veineuse, quelques ecchymoses au niveau du lobe occipital. Trainées de pus le long des vaisseaux. Méninges épaissies et fortement vascularisées. Décortication très facile. Circonvolutions normales. Pie-mère tapissée à la face interne de membranes purulentes. BACTÉRIOLOGIE : Colonies de pneumobacilles en cultures pures obtenues par des ensemencements avec la sérosité du péricarde, le pus de l'arthrite du genou et des méninges, le suc du poumon hépatisé ; pneumobacilles et staphylocoques dans le sang du poumon congestionné.

c) **Méningite à streptocoque.** — Le streptocoque a été considéré par certains auteurs comme l'auteur principal des accidents de la grippe (1). Son rôle est du moins très important. Dans les méninges il a été rencontré par MM. Trouillet, Hanot, Petit, Colin et

____

(1) Vaillard et Vincent. *Le streptocoque et la grippe.* (*Sem. méd.*, 1890.)

Debaussaux (1). Dans certains cas, il a été trouvé associé au pneumocoque. (Fürbringer : Obs. XCI.)

OBSERVATION CIII

TROUILLET. (*Dauphiné médical*, 1892.) (Résumée).

Grippe. Méningite purulente. Abcès du cervelet à streptocoques.

P..., 22 ans. Début de grippe quatre jours avant la mort (frissons, *céphalalgie* intense, rachialgie lombaire). Le lendemain, nausées, *vomissements* d'abord alimentaires, puis bilieux ; le malade n'a plus guère conscience de ce qui l'entoure. On le transporte à l'hôpital, où l'administration de stimulants, des injections d'éther et de caféine n'améliorent pas la situation. Deux jours après, le malade succombe, dans la nuit, après avoir présenté des phénomènes *paralytiques* et de l'*incontinence d'urine*. On avait posé le diagnostic de méningite grippale.

AUTOPSIE : Organes thoraciques et abdominaux sains. Rate hypertrophiée. — Méninges très congestionnées ; le long des vaisseaux, longues trainées purulentes ; le pus est liquide, assez abondant ; ces lésions prédominent sur l'hémisphère gauche. La base est également tapissée de pus, principalement au niveau du chiasma et du plancher du quatrième ventricule ; le pus s'arrête au bord de la scissure de Sylvius, dont l'intérieur est seulement congestionné. Dans le cervelet, tout contre la scissure médiane, à la partie postérieure, deux abcès symétriques, qu'on aperçoit à travers le voile méningitique. Du bouillon, ensemencé avec le pus de ces abcès, et porté à l'étuve, donne une culture pure de *streptocoques*. Des cultures successives en ont été faites dans du bouillon, sur de l'agar et sur gélatine.

OBSERVATION CIV.

HANOT. (*Soc. méd. hôp.*, 1893.) (Résumée).

Grippe à forme typhoïde. Broncho-pneumonie. Pleurésie. Incontinence des matières et des urines. Mort. Méningite de la base à streptocoques. Dans les autres organes infections mixtes.

Hippolyte C..., 18 ans, entré à l'hôpital Saint-Antoine, le 14 février 1893. Parents vivants, bien portants. Rien dans les an-

---

(1) *Acad. de méd.*, 1893. Séance du 5 mars.

técédents personnels ; ni scrofule, ni alcoolisme, ni syphils. Début de grippe thoracique, quinze jours avant l'entrée. Pendant les quatre jours qui ont précédé celle-ci, fièvre et céphalalgie intense.

Etat actuel : T. 40°. Conjonctives injectées et larmoyantes. Langue porcelainée. Ventre ballonné douloureux dans la fosse iliaque droite où l'on perçoit des gargouillements ; pas de taches rosées, respiration fréquente ; toux sèche ; mais rien, ni à la percussion, ni à l'auscultation. Pouls régulier (100 p.). On porte le diagnostic de grippe et prescrit une potion de Todd avec du sulfate de quinine.

Jusqu'au 21 février même état ; la température monte au-dessus de 40° le soir, avec une rémission de quatre à six dixièmes le matin. A partir du 21, défervescence. Mais le 24, la température remonte à 40°,2, la dyspnée s'accuse et on note des signes de broncho-pneumonie à gauche. Les jours suivants, la broncho-pneumonie s'accuse : on perçoit de la submatité, de l'obscurité respiratoire à la base droite, une ponction amène du liquide jaune citron.

A partir du 10 mars, le malade décline rapidement. Incontinence des urines et des matières ; la température, qui depuis le retour des signes pulmonaires montait à 40° le soir, oscille maintenant autour de 38°. La mort survient le 15 mars.

Autopsie : Epanchement louche dans la plèvre droite. Poumons droit et gauche splénisés. Pas d'hépatisation. Caillots fibrineux dans l'oreillette droite et dans les deux ventricules. Le foie à la coupe présente des taches blanches, infectieuses. Rate diffluente. Reins congestionnés. Intestin normal. A l'ouverture de la cavité crânienne, il s'échappe un peu de liquide citrin légèrement louche. Les méninges sont congestionnées. A la base, en arrière du chiasma, plaque de pus concret non adhérente.

Adhérences dans la scissure interhémisphérique. Légère suffusion sanguine dans le corps calleux.

Bactériologie. — Le liquide de la plèvre droite, ensemencé, fournit des colonies de streptocoques mélangés avec un peu de B. coli. Le liquide de la plèvre gauche donne du streptocoque pur. Les sucs des poumons, du foie et de la rate donnent surtout du streptocoque et accessoirement des staphylocoques blanc, doré et jaune, et du colibacille. Le pus de la plaque méningée donne des cultures pures de *streptocoque*.

OBSERVATION CV

Petit. (Th. : Obs. VII.) (Résumée).

Grippe. Pneumonie. Arthrite purulente et Méningite suppurée à streptocoque.

Louis G..., 37 ans, employé de chemin de fer. Entré le 2 mars 1890. Rien dans les antécédents héréditaires. A 23 ans, pleurésie. Il y a 10 jours, grippe (coryza, bronchite).

Etat actuel : Le malade est très faible ; il tousse, mais ne crache pas. Au poumon gauche, à la base, en arrière, submatité avec râles sous-crépitants fins ; au-dessus, dans l'aisselle, souffle lointain à timbre pleurétique. Une ponction est faite à ce niveau sans résultat. Rien au cœur. Dyspnée. Pouls faible et rapide, T. 39°-40°.

3 mars. — Expectoration muqueuse striée de sang. La matité remplace la submatité. T. 38°,5-39°,8.

5. — Délire nocturne. Souffle tubaire. T. 38°-39°,5.

8. — La température, qui la veille au soir était à 40°, est tombée aujourd'hui à la normale.

9. — Amélioration générale et locale.

10. — Le malade est sur le point de quitter l'hôpital, quand survient une recrudescence fébrile avec des frissons répétés. *Céphalalgie.* Douleur précordiale. Au poumon, on entend encore une respiration rude. T. 39°,4.

11. — Les battements du cœur sont violents et précipités. Souffle systolique à la pointe, se propageant dans l'aisselle. Agitation. *Vomissements bilieux.*

16. — Outre les signes précédents, on observe que l'articulation du genou est chaude et douloureuse. *Délire nocturne.* T. 40°1.

15. — Dyspnée. *Strabisme. Convulsions* dans la matinée. Quelques taches ecchymotiques aux membres inférieurs. T. 40°,5.

19, 20. — *Ralentissement du pouls.* Prostration. Fluctuation très nette au niveau du genou. T. 39°,5-40°.

21, 22. — La dépression s'accentue, la fièvre persiste. Mort le 23 mars.

AUTOPSIE : Adhérences pleurétiques. Péricarde sain. Poumon gauche œdémateux ; à la partie moyenne, en avant, hépatisation. Endocardite mitrale végétante-ulcéreuse (la valvule est perforée de part en part) ; sur la face auriculaire de la valvule, petite cavité remplie d'une bouillie grisâtre. Au genou, arthrite suppurée droite (streptocoque pur). Méningite suppurée : pie-mère épaissie, enduite d'une couche continue très opaque de pus qui cache partout les circonvolutions ; les grosses veines se dessinent fort bien sur le fond jaunâtre formé par le pus. Celui-ci renfermait également du *streptocoque*.

Méningite à staphylocoque.

— Les méningites à staphylocoque sont rares. Ewald en a cependant signalé un cas, survenu au cours d'une grippe, consécutivement à un empyème de l'antre d'Higmore.

OBSERVATION CVI

EWALD (*Berlin. klin. Wochens.*, 1890.) (Traduite).

Grippe. Empyème de l'antre d'Higmore. Opération. Mort. Méningite suppurée de la base. Staphylocoque.

Un médecin, après la défervescence, se plaignit de douleurs dans le territoire du nerf maxillaire supérieur. La fièvre réapparut et le malade posa lui-même le diagnostic d'empyème de l'antre d'Higmore. L'opération fut faite et permit d'extraire une assez grande quantité de pus de mauvaise nature. Mais l'état du malade ne s'améliora pas. Il perdit connaissance et succomba. A l'autopsie on trouva une suppuration de l'ethmoïde avec une nappe de pus sur l'étage supérieur et une méningite suppurée localisée à la base et autour des gaines vasculaires. La présence du *staphylocoque pyog. aureus* fut démontrée dans le pus.

Méningite à b. d'Eberth.

— Le cas suivant observé par M. Michaud et rapporté à la *Société médicale des hôpitaux* (1) par MM. Vaillard et Vincent est un exemple remarquable d'invasion post-grippale par des microbes très divers : il s'agit d'un jeune soldat qui prend la grippe en pleine épidémie ; la guérison survient, mais sur ce terrain débilité par la grippe, le bacille typhique arrive à végéter très aisément dans les méninges et à déterminer des accidents cérébraux mortels, sans localisation intestinale concomitante. A ce moment « la fièvre typhoïde n'existait pas dans le régiment dont le malade faisait partie. Mais immédiatement après, sept hommes appartenant au même corps entrèrent à l'hôpital pour des affections considérées tout d'abord comme de simples rechutes de grippe survenant dix à douze jours après la première atteinte, mais qui plus tard présentèrent tous les caractères de la fièvre typhoïde. Un de ces malades a succombé au vingt-deuxième jour, après avoir présenté pendant une semaine un état de marasme absolument apyrétique ; l'affection avait évolué d'une manière anormale, mais l'autopsie ne laissa aucun doute sur sa nature. » Il est impossible de voir signalée plus nettement l'influence que peut avoir la grippe sur la préparation d'un terrain à l'invasion microbienne ; ce qui tend encore à démontrer cette influence d'une façon générale, c'est que, dans ce cas observé par M. Michaud, le bacille typhique a été trouvé dans les centres nerveux associé au streptocoque. On remarquera également que, dans un cas, la dothiénentérie a évolué d'une façon absolument apyrétique ; il est dif-

---

(1) *Soc. méd. des hôp.*, 14 mars 1890.

ficile dans ces conditions de ne pas songer à une infection mixte, par le diplobacille et par le bacille d'Eberth.

OBSERVATION CVII

VAILLARD et VINCENT. (*Soc. méd. hôp.*, 1890.) (Résumée).

Grippe. Méningite. Dans le sang des poumons, bacille d'Eberth. Dans les centres nerveux, bacille d'Eberth et streptocoque.

X...., jeune soldat, d'abord atteint d'une grippe légère; cinq jours après avoir repris son service surviennent de la *céphalée* et des douleurs lombaires très vives, de l'excitation cérébrale sans délire, le regard fixe. Fièvre vive (au-dessus de 40°).

Entré à l'hôpital le 19 janvier. Le 21, épistaxis abondante. Même état jusqu'au 29; à cette date, le malade tombe dans le *coma vigil*. Insensibilité complète; *contracture* des muscles de la nuque et du pharynx. *Constipation* absolue. Le 26, légère amélioration sous l'influence de la médication employée (sangsues, glace sur la tête, lavements purgatifs, injections sous-cutanées de chlorhydrate de quinine.) Mais le 27, la fièvre se rallume, moins intense qu'au début (37°,5), le *délire* reprend, suivi de coma. *Paralysie vésicale*. Constipation rebelle.

Le 28, l'état s'aggrave encore : raideur de la nuque ; immobilité de la langue ; contracture du pharynx ; rire sardonique; pouls filiforme. Urine non albumineuse. La mort survient le même jour.

AUTOPSIE. — Vive congestion des méninges cérébrales et spinales. Sur la face convexe du cerveau, les veines sont turgides et à leur pourtour, la séreuse est infiltrée par un exsudat séreux modérément abondant. Les méninges ne présentent aucune altération à la base, aucune apparence de granulations tuberculeuses. Les poumons sont légèrement congestionnés sans autre lésion appréciable. Le foie apparaît normal, la rate est mollasse et très hypertrophiée. L'intestin ne présente aucune altération.

EXAMEN BACTÉRIOLOGIQUE. — La pulpe splénique examinée au microscope contient des microcoques en courtes chaînes et quelques bâtonnets. Les ensemencements donnent : 1° un streptocoque déjà étudié par nous dans les cas de grippe mortelle ; 2° un bacille mobile, morphologiquement semblable au bacille typhique, comme lui non colorable par la méthode de Gram et se développant dans les différents milieux de culture, surtout la pomme de terre avec des caractères rigoureusement identiques à ceux que l'on décrit au bacille d'Eberth. Les ensemencements du sang des poumons donnent des colonies du même bacille. Les prises faites dans le liquide séreux qui infiltre modérément la pie-mère fournissent des colonies du streptocoque et du bacille susdits. Enfin, l'ensemencement de parcelles prélevées dans la substance nerveuse de la moelle, du bulbe, de la protubérance, produisent encore des colonies de ce même bacille semblable à celui de la fièvre typhoïde. Il s'agit donc d'une *infection mixte due au streptocoque et à un bacille qu'il est impossible de ne pas identifier avec l'agent reconnu de la dothiénentérie.*

Méningite tuberculeuse. — M. Hebblethwaite a publié en 1891 l'observation suivante comme exemple d'infection tuberculeuse consécutive à la grippe.

OBSERVATION CVIII

HEBBLETHWAITE (*The Lancet*, 1891.) (Traduite et résumée).

Grippe chez un tuberculeux. Méningite tuberculeuse ?

Charles B..., 15 ans, garçon jardinier, d'apparence délicate. Début de la maladie par de la courbature dans les reins et dans les jambes, accompagnée de grande faiblesse; plusieurs épistaxis abondantes; frisson. Le 2 *novembre*, T. 39°,8. Accélération du pouls et de la respiration. Nausées. Constipation. Toux sèche. Un peu de broncho-pneumonie en avant, à gauche. On porte le diagnostic de grippe et ordonne un purgatif. Dès le lendemain, on note une amélioration qui va croissant jusqu'au 1er décembre.

1er décembre. — Assoupissement. *Céphalalgie* frontale, *constipation*, langue chargée, hoquet persistant. Pupilles petites, mais sensibles. T. 38°,3.

2. — Photophobie.

3. — Pouls faible et *irrégulier*.

4. — Contracture du bras et des doigts du côté droit, la bouche est attirée à droite. Parésie des membres du côté gauche. Exagération du réflexe patellaire à gauche. TRAITEMENT : calomel.

5. — Ventre très dur et tendre. Dyspnée. Constipation persistante.

6. — Idem ; pupilles dilatées. T. 37°,2.

7. — Pouls très faible et rapide. Cheynes-Stockes. T. 36°,6. Mort dans la soirée. L'autopsie ne fut pas permise. Le malade était tuberculeux ; il y a douze ans, en outre, il avait fait une chute grave sur la glace, suivie d'attaques épileptiques répétées.

Comme on le voit, l'auteur ne fait le diagnostic de méningite tuberculeuse qu'à cause des antécédents tuberculeux du malade ; il y avait en outre des signes très nets de méningite de la base. Néanmoins, ces éléments ne suffisent pas pour affirmer la nature tuberculeuse de l'affection : nous avons vu que le méningisme grippal peut très bien simuler la méningite tuberculeuse et, d'autre part, dans les observations de M. Kranhals, nous relevons une méningite non tuberculeuse, observée chez une malade dont les poumons contenaient des tubercules.

Néanmoins, il est plus que probable que la grippe peut amener des méningites tuberculeuses; elle favoriserait l'invasion du bacille de Koch, comme celle de tous les autres microbes ; cette hypothèse n'est pas sans fondements, car M. Canellis (1) a publié en 1891 un certain nombre de cas de tuberculose aggravés par la grippe et MM. Trouillet et Esprit, dans leur

____

(1) Canellis. *Arch. de méd. nav.*, Décembre 1891.

travail original, publié dans la *Semaine médicale*, indiquent la possibilité d'une association entre le bacille de Koch et le diplobacille de la grippe dans le cas de méningite grippale. Ils ajoutent même en parlant du diplobacille que, loin d'annihiler l'effet des microbes auxquels il s'associe, il augmente encore leur puissance nocive.

CONCLUSIONS

I. — Le *Méningisme*, observé au cours d'une grippe, peut être rattaché à des états anatomiques fort divers des méninges, de l'encéphale ou de la moelle épinière.

Tantôt les lésions n'étant pas susceptibles d'être démontrées à l'autopsie par les moyens ordinaires d'investigation, le méningisme pourra être dit *fonctionnel*. Tantôt, au contraire, les lésions seront évidentes et le méningisme pourra être dit *anatomique*.

II. — Lorsque le méningisme est fonctionnel, il est *grippal* ou *grippal mixte*, selon qu'il est imputable aux toxines grippales seules ou associées à d'autres poisons.

III. — Lorsque le méningisme est anatomique, il se rattache à des lésions de méningite ou d'encéphalite aiguë hémorragique, quelquefois combinées.

IV. — Lorsqu'il y a méningite, celle-ci peut être *grippale* ou *consécutive à la grippe*.

Grippale, elle peut être rattachée à une simple intoxication grippale des centres nerveux ou à une localisation méningée du diplobacille spécifique.

Consécutive à la grippe, elle peut être le fait de microbes très divers dirigés vers les méninges par l'infection grippale.

V. — Ces distinctions ont leur raison d'être en clinique, lorsqu'il s'agit non pas tant d'instituer le traitement qui ne varie guère, que de porter un pronostic : le pronostic d'un méningisme fonctionnel est beaucoup moins sombre que celui d'un méningisme anatomique.

IV. — Aussi devra-t-on rechercher, lorsqu'un grippé présentera du méningisme, s'il n'existe point du côté des oreilles, des yeux, des fosses nasales ou de leurs dépendances quelque suppuration susceptible de s'être propagée vers l'encéphale. On devra également rechercher les signes de l'endocardite aiguë. Dans tous ces cas, surtout dans le dernier, il faudra plutôt songer au méningisme anatomique.

VII. — Si cet examen fournit un résultat négatif, le diagnostic devient très délicat, un méningisme fonctionnel pouvant se dessiner avec la même netteté alarmante qu'un méningisme anatomique. Parfois cependant, le syndrome sera incomplet, ses traits essentiels seront si vaguement ébauchés et la mobilité des signes sera telle qu'on devra plutôt songer à des troubles fonctionnels.

INDEX BIBLIOGRAPHIQUE

Adenot. Des méningites microbiennes. (Th. de Lyon, 1889.)

Alison. Arch. de médecine, 1890 (avril-mai).

Andral. Gaz. méd. de Paris, 1837, 28 fév.

Aran. Union médic., 1851, p. 117.

Babès. Deutsch. medic. Wochens., 1892, p. 114.

Baillou. Épidémies et éphémérides. (Edit. Yvaren, Montpellier.)

Bailly. Bull. acad. méd., 1868.

Baldwin. The american journal, 1833, novombre.

Belous. Pathogénie des maladies infectieuses dans leurs manifestations nerveuses. (Thèse de Lyon, 1888).

Benett. The Lancet, 1890.

Bidon. Rev. de méd., 1890, avril.

Bouchard. Semaine médicale, 1890, n° 5.

Brionne. Contribution à l'étude de la forme nerveuse de la grippe.

Brochin. Article : grippe. Dictionnaire Dechambre.

Broussais. Gaz. des hôp., 1837, 14 mars.

De Brun. Méd. mod., 30 oct. 1890.

Bulletin de l'Acad. de méd., 1837. Séance du 14 février.

Bilhaut. Bulletins et mémoires de la Société de thérapeutique,
12 février 1890.

Cesilly. Contribution à l'étude de la grippe. (Th. de Paris, 1890.)

Chaumezière. Th. de Paris, 1865.

Chevalley. Gaz. méd. de Paris, 1834, 19 avril.

Chomel. Gaz. des hôpitaux, 1837, n° 24.

Claudot. Essai sur la grippe de 1847 à Strasbourg. (Th. de Strasbourg, 1837.)

Clavelin. Arch. de méd. et de pharmacie militaire, février 1890.

Claverie. Méningites cérébro-spinales, observées à Rochefort,
pendant l'hiver 1885-86. (Th. de Bordeaux, 1886.)

Colin. Traité des maladies épidémiques.

Comby. Soc. méd. hôp. Séance du 7 février 1860.

Corne. Trib. médic., 1872, p. 97.

Cornil et Durante. Acad. de méd. Séance du 5 mars 1895, et séance du 7 mai 1895.

Dartigolles. Fièvre catarrhale, grippe. (Th. de Paris, 1873.)

Double. Journ. de médecine, t. XVI.

Dromède-Cornaro. Observation médicinale.

Dupin. Complications de la grippe. (Th. de Bordeaux, 1890.)

Dupré. Manuel de médecine de Debove et Achard, t. III.

— Compte-rendu du congrès de médecine de Lyon, 1894.

Etienne. Arch. de méd. expérim., 1894.

Ettmuller. Febres et morbi catarrhales epidemici.

Ewald. Berlin. klin. Wochens., 1890, p. 338.

Fabre-Palaprat. Gaz. méd. de Paris, 1847.

Fiessinger. Gaz. méd. de Paris, 18 octobre 1890.

Fürbringer. Deutsche med. Wochens., 1892, nº 3.

— Deutsche med. Wochens., 1895, nº 11.

Gaucher. Soc. méd. hôpit. Séance du 14 mars 1890.

Gaz. médicale de Paris, 1833, p. 386, 4 mai, 11 mai.

Gilchrist. Obs. of the cas. epid. of 1762.

Gilibert. Résumé des observations des médecins de Lyon, sur la fièvre catarrhale qui a régné dans cette ville en vendémiaire, brumaire et frimaire an IX (in recueil des actes de la Société de santé de Lyon).

Gintrac. Article : grippe. Dictionnaire Jaccoud.

Grasset. Semaine médicale, 1894, p. 107.

Guibout. Union médicale, 1851, p. 134.

Gubler. Journal de thérapeutique, 1876-77.

Hanot. Soc. méd. hôp., 1893.

Haushalter et Viller. Gazette hebdomadaire de médecine et de chirurgie, 1895, nº 27.

Hebblethwaite. The Lancet, 1891.

Heberden. Annal. de l'influenza.

Henisch. Con. ment. n araeteum.

Herland. Gazette hebdomadaire de médecine et de chirurgie, 1895, nº 27.

Hermann Fusternau. Ephém. nat. cur.

Hoffmann. Synocha catarrhalis epidemica, année 1729.

Huchard. Rev. gén. de clin. et de thérapeut., 26 déc. 1889, 2 janv. 1890, 20 janv. 1892.

Huxham. Obs. de aere et morb. épid.

Jansonius. Mercurius gallo-belgicus, t. 1, liv. IV.

Jarre. De quelques complications suppuratives de la grippe. (Th. de Paris, 1890.)

Jarron. Contribution à l'étude bactériologique de la grippe. (Th. de Bordeaux, 1894.)

Le Joubioux. De l'hystérie consécutive à la grippe. (Th. de Paris, 1890.)

Juhel-Rénoy. Soc. méd. hôp. Séance du 14 mars 1890.

Jutrosinsky. Deutsche med. Wochens., 1892, p. 92.

Kœnigsdorf. Deutsche med. Wochens., 1892, n° 9.

Krankals. Deutsch. Archiv., f. klin. Med., t. LIV, 1er fascicule.

Kühn. Berlin klin. Wochens., 1890, p. 338.

Lauth. Arch. gén. de médecine, juillet 1886.

Legendre. Rev. prat. d'obstétrique et d'hyg. de l'enfance, déc. 1889.

Leichtenstern. Deutsche medic. Wochens., 1890, p. 510.

Lépine. Rev. de médecine, juin 1825.

Lestra. Contribution à l'étude clinique de la grippe. Grippes à manifestations méningées. (Th. de Lyon, 1874.)

Lévêque. Étude sur la pseudo-méningite grippale chez l'enfant. (Th. de Paris, 1893.)

Leyden. Berlin klin. Wochens., 1890, p. 338.

Littré. Œuvres complètes d'Hippocrate. Epidémies, livre VI. Livres II, IV, VII.

Lœw. In act. Acad. natur. curios., Vol. III. Append. 78.

Lombard. Gaz. médic. de Paris. 1833, p. 729.

Mackey. The Lancet, 1891.

Ménard. Considérations sur la suppuration des cellules mastoïdiennes. (Th. de Paris, 1891.)

Menderus. Acta nat. cur.

Ménétrier. Grippe et pneumonie. (Th. de Paris, 1887.)

Mézeray. Abrégé chronologique de l'histoire de France.

Michel. De la grippe et de ses manifestations. Th. de Paris, 1885).

Michel Lévy. Gaz. méd. de Paris, 1849, n° du 27 oct. et les suivants.

Mojon. Mémoire sur l'épidémie de Gênes, en 1803 (*in* Mém. de la Soc. d'émulat. de Paris, 1803).

Moreau. Des diverses modalités de la grippe. Th. de Paris, 1885).

Müller. Berlin klin. Wochens., 1880, p. 338.

Netter. De l'endocardite végétante ulcéreuse, d'origine pneumonique. (Arch. de physiologie, août 1886).
— De la méningite due au pneumocoque avec ou sans pneumonie. (Arch. gén. de méd., 1887.)
— Méningites suppurées. (France méd., 1889.)

Nonat. Arch. gén. de médecine, 1837. T. 14.

Oppenheim. Deutsch. med. Wochens., 1895, n° 11.

Ozanam. Hist. générale et particulière des maladies épidémiques.

Perret et Pierret. Lyon médical, oct. 1892.

Perrenot. (Province médicale, 1893.)

Pfeiffer. Soc. de méd. int. de Berlin. Janvier 1892.

Petit. De l'infection par le streptocoque au cours ou au déclin de la grippe. (Th. de Paris, 1894.)

Pétrequin. Gaz. méd. de Paris, 1837, 23 déc.

Pfuhl. Berlin. klin. Wochens., 1892.

Plummers. Brit. med. journal, 10 sept. 1892.

Politzer. Wien. medicin. Wochens., 1890, p. 399.

Porte. Dauphiné médical, juin 1894.

Prince. Boston med. journal, 10 mars 1892.

Putnam. Boston med. journal, 6 oct. 1892.

Raige-Delorme. Article : grippe. Dictionnaire Jaccoud, 1887.

Redureau. Contribution à l'étude de la suppuration dans la grippe. (Th. de Paris, 1891.)

Revilliod. Revue méd. de la Suisse Romande, 1890.

Richelot. Arch. gén. de médecine, 1834. T. 8.

Rivière. Opera omnia. Lyon, 1663. Obs. commun., obs. X.

Rosa. Scheda ad Catarrham, sen tussim quam Russum nominant.

Sandras. Joarn. des connaiss. médico-chirurgicales, juin 1837, p. 235.

Schmidt (Julius). Deutsche med. Wochens., n° 31.

Sennert. Op., tome III, chap. XV.

Sevestre. Soc. méd. hôp. Séance du 28 mars 1894.

Teissier. Leçons sur la grippe. Province méd., juillet 1892.

Teissier et Frænkel. Propriétés pyogènes de la diplobactérie grippale. Lyon médical, 15 mai 1892.

Teissier, Roux et Pittion. Acad. des sciences, séance du 28 mars 1892.

— — — Travail d'ensemble. Arch. de méd. expér., juillet 1892.

Toulmouche. Gazette méd. de Paris, 1847.

Trastour (E.). Journal de médecine de l'Ouest, 1876, p. 21.

Trastour (X.). De la forme cérébrale de la grippe. (Th. de Paris, 1894.)

Trouillet. Dauphiné méd., 1892.

Trouillet et Esprit. Ménigo-encéphalopathie de nature grippale. Semaine médicale, 24 avril 1895.

Ulliel. La grippe et le système nerveux. (Th. de Lyon, 1890.)

Vaillard et Vincent. Soc. méd. des hôp. Séance du 14 mars 1890.

— — Sem. médicale, 1890, n°° 5 et 7.

Vaudremer. Etudes sur les méningites suppurées non tuberculeuses. (Th. de Paris, 1893.)

Vigla. Arch. gén. de méd., 1837. T. 13.

Vigne. Relation d'une épidémie de méningite cérébro-spinale. (Th. de Paris, juin 1895.)

Virey. Etude clinique sur quelques formes nerveuses de la grippe (formes syncopale, pseudo-méningitique, comateuse). [Th. de Paris, 1894.]

Weichselbaum. Wien. medicin. Wochens., 1890, p. 225.

Wepfer. Observations méd.

Wirchow et Senator. Berlin. klin Wochens., 1891, n° 52.

ERRATA

Page 72, ligne 8, au lieu de « aussi », lire « ainsi ».

Page 74, au lieu de « *a) Prédominance de l'élément moteur* », lire « A. — PRÉDOMINANCE DE L'ÉLÉMENT MOTEUR ».

Page 93, au lieu de « *b) Présence d'un élément sensitivo-sensoriel important* », lire « B. — PRÉSENCE D'UN ÉLÉMENT SENSITIVO-SENSORIEL IMPORTANT ».

Page 95, au lieu de « *c) Présence d'un élément psychique important* », lire « C. — PRÉSENCE D'UN ÉLÉMENT PSYCHIQUE IMPORTANT ».

Page 96, ligne 6, au lieu de « M. le Professeur Boudet », lire « M. le Professeur Bondet ».

Page 96, ligne 26, au lieu de « 1879 », lire « 1876 ».

Page 111, ligne 13, au lieu de « bileux », lire « bilieux ».

TABLE DES MATIÈRES

Nancy. — Imprimerie Nancéienne, 15, rue de la Pépinière.